天津市医学重点学科（专科）建设
项目资助

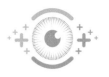

YANBING
ZHONGYI BAOJIAN
YU FANGZHI

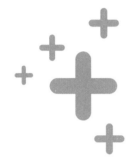

眼病
中医保健
与防治

刘　文　主编
李筱荣　主审

U0248810

化学工业出版社
·北京·

内容简介

本书围绕眼科临床中患者经常问到的100个问题展开解答。这些问题涉及的眼病有：青少年近视、弱视、干眼、视疲劳、白内障、青光眼、糖尿病性视网膜病变、老年性黄斑变性、麦粒肿、过敏性结膜炎、麻痹性斜视、眼睑痉挛、视神经萎缩等眼科常见病和多发病。书中用通俗易懂的语言介绍了这些常见眼病，包括常见的病因、临床症状、中西医治疗方案及自我保健的方法。为了方便读者更好地进行眼病防治和保健，书中还介绍了中医眼保健的常用穴位、中医外治疗法、中成药及保健食品。本书旨在帮助读者了解眼科疾病的相关知识，了解疾病的发生和发展，应用中医手段进行防治和自我保健，从而达到保护我们"心灵的窗户"的目标。

图书在版编目（CIP）数据

眼病中医保健与防治 / 刘文主编 . —北京：化学工业出版社，2024.5

ISBN 978-7-122-45319-8

Ⅰ．①眼… Ⅱ．①刘… Ⅲ．①眼病－中医治疗法 Ⅳ．① R276.7

中国国家版本馆 CIP 数据核字（2024）第 065056 号

责任编辑：陈燕杰　　　　　　　　文字编辑：张晓锦
责任校对：杜杏然　　　　　　　　装帧设计：王晓宇

出版发行：化学工业出版社
　　　　　（北京市东城区青年湖南街13号　邮政编码100011）
印　　装：中煤（北京）印务有限公司
710mm×1000mm　1/16　印张9$\frac{1}{4}$　字数210千字
2024年7月北京第1版第1次印刷

购书咨询：010-64518888　　　　　售后服务：010-64518899
网　　址：http://www.cip.com.cn

凡购买本书，如有缺损质量问题，本社销售中心负责调换。

定　　价：59.80元

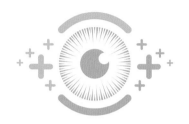

编审人员名单

主　编　刘　文　天津医科大学眼科医院

主　审　李筱荣　天津医科大学眼科医院

副主编　王一帆　天津医科大学眼科医院

　　　　匡薪錡　天津医科大学眼科医院

　　　　鲍领芝　河北省邯郸市眼科医院

编　委　邢小丽　天津医科大学眼科医院

　　　　孙　田　天津医科大学眼科医院

　　　　高凤霞　天津市滨海高新区塘沽妇产医院

　　　　鲁孝辉　天津市津南区中医医院

　　　　牛宝松　天津市医大眼视光职业培训学校

　　　　赵丽琼　天津医科大学眼科医院

　　　　赵小静　天津市蓟州区中医医院

　　　　韩海红　天津市滨海高新区塘沽妇产医院

　　　　杨　洪　天津市滨海高新区塘沽妇产医院

　　　　孔庆鑫　天津市滨海高新区塘沽妇产医院

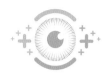

序

  眼睛是心灵的窗口，是人们获得外部信息的重要器官，在生活、学习和工作中起着不可替代的作用。然而，随着电子产品的普及和生活节奏的加快，现代人看电脑、看手机的时间越来越长，加之生活和饮食习惯不规律，国人的眼健康问题也日益突出。编者团队在眼病的日常临床工作中，发现很多患者都存在各式各样的眼疾问题，渴望了解更多眼部疾病的预防保健及防治知识。本书正是摘取了长期临床工作中患者提问最集中的100个问题，从中西医结合的角度，用简单易懂的语言，全面系统地进行解答，希望对大家有所帮助。

  "真性近视和假性近视该怎么区分？""近视能治好吗？""干眼能治好吗？""白内障有哪些危害？""青光眼会失明吗？""糖尿病视网膜病变该怎么自我保健？""老年性黄斑变性如何自我检测？"等，这些问题不仅是门诊过程中经常被患者问及的，也是眼科的常见病、多发病，翻阅本书都能从中找到我们想要的答案，也为眼科医师节省了很多科普的时间，除此之外，本书还简单介绍了眼科疾病中医保健和防治中常用的穴位、常用的中医外治疗法、常用的中成药及眼部保健食品，这些内容不仅为患者朋友提供指导，也方便西医眼科医师了解"中医如何治疗眼病"提供参考资料。

由于时间和精力有限，书中难免会存在纰漏或不足，在此望读者和同仁能够不吝赐教，以便我们再版时修改和完善。

最后，希望本书的出版能为大家进行眼部疾病的中医保健和防治提供帮助，共同守护我们的眼健康。

2024年4月

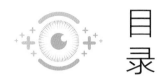

目录

下篇

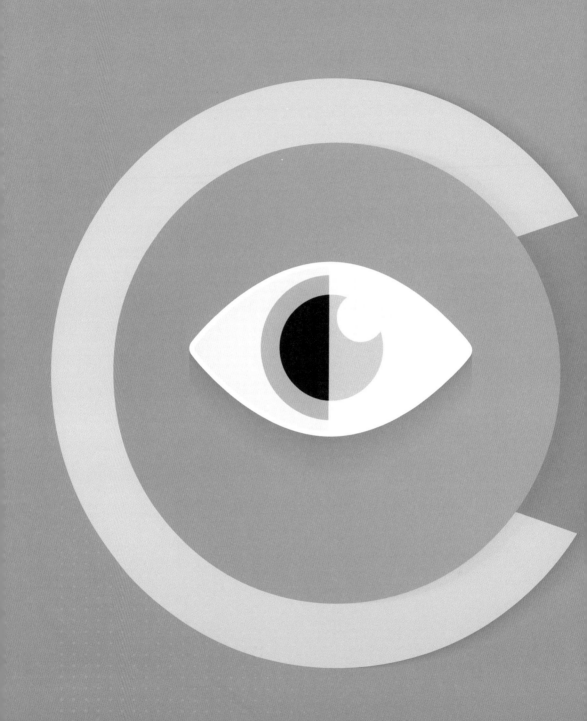

上篇

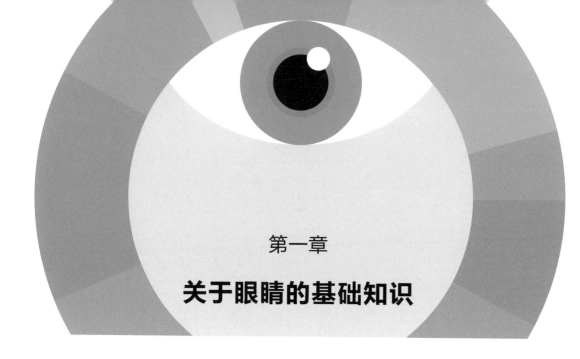

第一章

关于眼睛的基础知识

第1问　眼睛由哪些结构组成?

人的眼睛（图1）由眼球、视路及眼附属器3部分组成的。

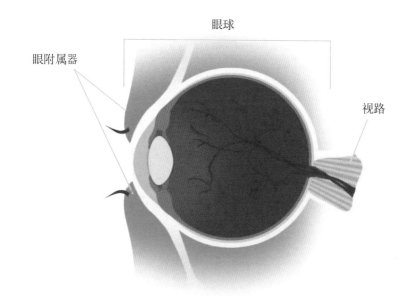

眼球

眼附属器

视路

图1　眼睛的结构

1. 眼球

眼球（图2）由外层（角膜、巩膜）、中层（虹膜、睫状体、脉络膜）、内层（视网膜）三层组成。

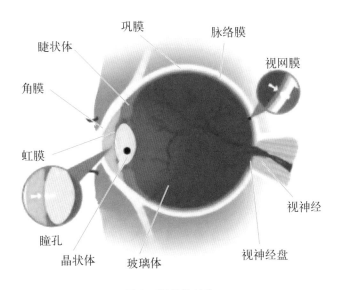

图2　眼球的结构

2. 视路

视路（图3）是眼球感受的信息传输到大脑的通路，如果说眼球是灯泡，那视路则是电线，如果灯泡很好，电线坏了也不能正常发光。

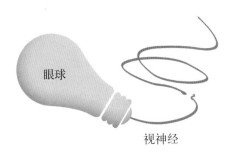

图3　视路

3.眼附属器

眼附属器（图4）包括眼睑（俗称眼皮）、睫毛、结膜、泪器、眼外肌和眼眶，它们为眼睛的正常使用保驾护航（图5），如眼睑主要防止异物对眼球的伤害，还有遮光作用；睫毛主要阻挡外界异物，防止异物误进眼睛，防止紫外线对眼睛的伤害，为眼睛提供第一层保护；结膜主要是滑润眼球，为眼睛提供第二

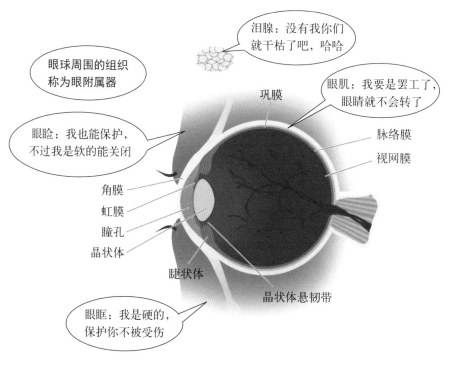

图4　眼附属器的组成

图5　眼附属器的功能

层屏障，防止感染物传入眼球内和异物侵犯；泪器主要是分泌和排泄泪液，为眼球提供润滑液；眼外肌可以使眼球运动，眼眶则可以容纳和保护眼球。别看眼睛小，每一个组织都有着很重要的作用，眼睛的任何一个部位出现异常都会有相应的眼病发生。

第2问　眼睛是如何看清东西的?

　　人的眼睛就像一台全自动数码照相机（图6），有可变焦镜头、调焦光圈、底片和将光信号转变成电信号的大脑识别系统。角膜和晶状体相当于照相机的镜头，瞳孔相当于调焦光圈，可根据光线的强弱，调节瞳孔的大小，从而调节进入眼睛光量，经过睫状肌和晶状体的自动调节，

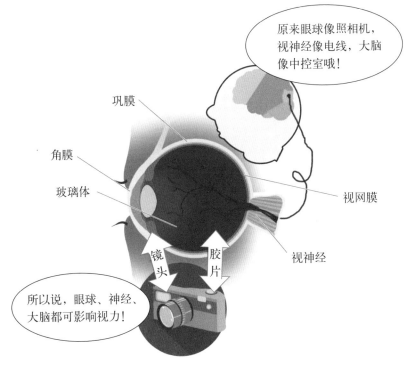

图6　眼睛就像照相机

使光线在视网膜上聚焦成像，眼内的视网膜相当于底片，能够感光，接受物像。所以，外界景物发出的光线，首先经过角膜、瞳孔、晶状体等聚焦后投影到视网膜之上，视网膜上有感应强光和色彩的视锥细胞和感应弱光的视杆细胞，将影像再通过视神经传递给大脑，经过大脑枕叶视中枢的综合分析，产生视觉，不同细胞使我们白天和黑夜都能清楚地看到物体（图7）。一般来说，照相机能够拍出清晰的照片，首先需要有可调焦的镜头和透明的屈光间质，如出现角膜病变（角膜炎、角膜白斑）、白内障、玻璃体积血等影响了镜头或屈光间质，则拍出的照片就模糊不清。我们的眼睛要看清物体，需要依靠眼内睫状肌的收缩与松弛使晶状体的厚度发生改变来进行调节。如果是视网膜疾病、视神经病变或后天发育不良，物像虽然落在视网膜上，也看不清物体。

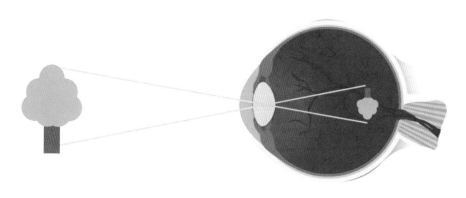

图7　眼睛看到的物体

第3问　为什么头痛要检查眼睛？

眼睛是头部最重要的器官之一。12对脑神经中有6对与眼睛密切相关。其中眼球后面的视神经直接连接大脑，为传导视觉的通路；支配眼睛肌肉的动眼神经、滑车神经、展神经直接与脑相连，调节眼球的运动功能；三叉神经分支的眼支主要支配眼球、泪腺、结膜的感觉功能；面神经的颞支和颧支主要支配眼轮匝肌，控制眼睑的闭合及泪腺分泌。因此，当大脑发炎、肿瘤或外伤时，可以引起头痛、呕吐等颅内压增高症状，这时候眼睛里的视神经就会有水肿，视力减退，严重时甚至失明。大脑与眼睛紧密相连，唇齿相依，所以说，眼睛有病也可能会引起头痛，如麻痹性斜视、远视、散光、青光眼、虹膜睫状体炎、视疲劳等都能引起头痛。所以经常头痛的患者，别忘记检查眼睛！

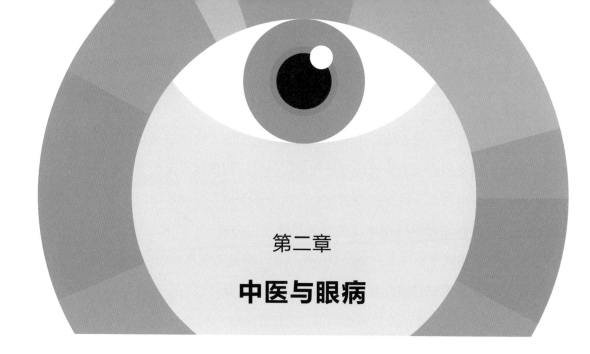

第二章

中医与眼病

第4问　中医如何防治眼病？

根据中医经典著作《黄帝内经》中"治未病"的理念对眼病进行防治：主要包括未病先防、既病防变、愈后防复这三方面。

1.未病先防

未病先防是指防病于未然，强调摄生（养生），预防疾病的发生；即对处于眼病亚健康人群和眼部疾病的高危人群采用有效的中医方法进行保健、养护以防止眼部疾病的发生。

主要用于：

（1）青少年近弱视的预防。

（2）青光眼高危人群的预防。

（3）老年眼病和糖尿病视网膜病变的预防。

主要采用的手段是中医体质的辨证调理和针灸、揿针、雷火灸、眼部按摩刮痧疗法等中医外治疗法干预及食疗保健。

2.既病防变

既病防变是指既病之后防其传变，强调早期诊断和早期治疗，及时控制疾病的发展演变；即对已经发生了眼疾的患者和处在眼疾初期的患者采用中医的手段进行治疗，以防止眼部疾病的发展传变。

主要用于：

（1）青少年近视度数的防控、弱视治疗。

（2）青光眼视功能损伤的防控。

（3）其他常见眼病：干眼、视疲劳、后天麻痹性斜视、眼睑痉挛、眶上神经痛、眼部缺血性病变等。

主要采取的中医治疗手段包括中药的辨证调理和针灸、揿针、雾化、雷火灸、耳穴治疗、离子导入疗法、放血疗法、穴位敷贴治疗（三伏贴及三九贴）、中药熏蒸疗法等中医外治疗法和食疗保健。

3.愈后防复

愈后防复是指防止疾病的复发及治愈后遗症。即对眼科疾病治疗后预防疾病复发，减轻术后并发症、后遗症及眼部疾病的康复治疗。

主要用于：

（1）常见免疫性、病毒性、过敏性、反复发作性眼病的防治，如病毒性角膜炎、过敏性结膜炎、葡萄膜炎、巩膜炎、睑腺炎、黄斑水肿的反复发生等。

（2）减轻术后并发症及后遗症，如眼科术后的低眼压、角膜移植术后的排斥反应等。

（3）先天性、退缩性、萎缩性疾病的康复治疗，如视网膜色素变性、高度近视视网膜病变、老年性黄斑变性、视神经萎缩等。

主要中医治疗手段包括中药辨证调理和针灸、揿针、雾化、离子导入疗法、中药熏蒸疗法、雷火灸等中医外治疗法及食疗保健。

第5问　哪些眼病首选看中医？

中医治疗眼病以中药辨证调理和中医外治为主，因此眼病中有三大类人群可以首选看中医。

（1）慢性眼病，以眼部主观不适症状为主，反复发作且有逐渐加重趋势的人群，如眼干、眼红、眼痛、眼痒、眼疲劳等为主反复发作的干眼、视疲劳、过敏性结膜炎、小儿眨眼等。

（2）中医治疗有优势的人群，如患有急性结膜炎、睑腺炎、眼睑痉挛、眶上神经痛、带状疱疹引起的角膜炎、面瘫引起的上睑下垂、糖尿病引起的麻痹性斜视、缺血性视神经病变等。

（3）想要进行眼部疾病预防和一些患有疑难眼病需要进行眼部康复的人群，如：儿童青少年近视的预防，青光眼、老年黄斑变性高危人群的预防及视神经萎缩、高度近视视网膜病变、眼病术后康复等。

第6问　眼病的中医保健方法有哪些？

1.眼部按摩刮痧术

（1）眼部按摩术流程

① 按压印堂穴：用示指或中指按压印堂穴36下。

② 推印堂：由印堂上推到前额发际，反复5～10次，叫开天门。

③ 轮刮上下眼眶5～10次；刮上眼眶依次经过攒竹、鱼腰、丝竹空、太阳穴；刮下眼眶依次经过：下睛明、承泣、瞳子髎、太阳穴。

④ 点揉眼周穴位：睛明、攒竹、鱼腰、丝竹空、承泣、瞳子髎、太阳穴，每穴按压8次；如被按摩者眼部未做过眼部手术可用示指（食指）和中指交替轻压眼球8次。

⑤ 揉搓耳部：双手轻轻揉搓耳部，以耳部发红为度。

⑥ 按压双手部合谷穴收尾。每次眼部按摩的时间为15～20分钟。

（2）眼部刮痧术流程

取刮痧板，用眼用凝胶作为介质，按照眼部按摩的流程进行局部刮痧（切记眼部刮痧力度柔和，勿出痧），可有效缓解眼部疲劳，促进视力提高，对于视疲劳、干眼、青少年近弱视都有很好的疗效，也是眼部保健行之有效的手段之一。

2.熨目法

双手掌面摩擦至热，两手掌分别按在两目上，使其热气煦熨目珠，稍冷再摩再熨，如此反复3～5遍，每天可做数次，有温通阳气、明目提神的作用。

3.运目保健法

运目即眼珠运转，以锻炼其功能。运睛，可增强眼珠光泽和灵敏性，缓解眼部疲劳，祛除内障外翳，纠正近视和远视。具体做法是：早晨醒后，先闭目，眼球从右向左，从左向右，各旋转10次；然后睁目坐定，用眼睛依次看左右，左上角、右上角、左下角、右下角（类似用眼睛写

"米"字），反复四五次；晚上睡觉前，先睁目运睛，后闭目运睛各10次左右。

4.药枕

将荞麦皮、绿豆皮、黑豆皮、决明子、菊花各等份纳入枕头中，经常使用，可目明。

5.食疗保健

常见的增视食材有四大类。

（1）果实类　如葡萄、樱桃、桂圆、大枣、黑豆、黑芝麻等。

（2）蔬菜类　如番茄、青椒、南瓜、茄子及绿叶蔬菜。含有丰富的维生素C和胡萝卜素，对增强视网膜营养有重要作用。

（3）豆类　如黑豆、黄豆及豆制品（如豆浆、豆腐等）。

（4）动物性食品　如动物的肝脏（如羊肝、猪肝）和蜂蜜等。适量多吃可有益于增加眼部营养，保护眼睛。

6.药膳

推荐的护眼药膳：枸杞子10g、陈皮10g、桂圆10个、大枣10个，煎水或熬汤喝，可温补肝肾，益精血，明目。

第7问　中医治疗眼病的方法有哪些?

中医经典著作《黄帝内经》介绍了中医治疗疾病有来自东方、西方、北方、南方和中央的五种治疗方法，我们称之为"五术"，其中砭石来自东方，即现代的刮痧术；毒药来自西方，即现代的中药；灸疗来自北方，即现代的艾灸；九针来自南方，即现代的针刺；导引按跷来自中央，即现代的按摩；因此中医治疗眼病的方法有：

（1）中药　包括中药的辨证论治、中成药、中药熏蒸疗法、雾化疗法、穴位敷贴疗法、离子导入疗法及药膳等。

（2）针刺治疗　包括针刺（俗称针灸）、揿针、耳穴疗法、放血疗法、梅花针等。

（3）灸疗　包括雷火灸、药物灸、壮药线灸等。

（4）导引按跷术　包括眼部按摩疗法、导引术（如八段锦）等。

（5）砭石术　眼部刮痧疗法。

目前眼科常用的中医治疗方法有：中药汤剂辨证调理、中成药口服、针灸、梅花针疗法、揿针、雷火灸、眼病按摩刮痧术、耳穴疗法、放血疗法、中药熏蒸疗法、穴位敷贴疗法（三伏贴、三九贴）、雾化疗法、离子导入疗法等十余种。

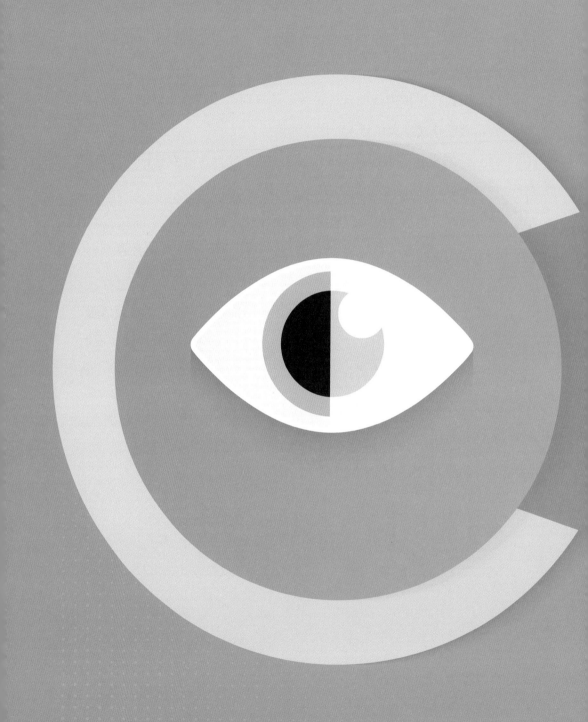

中篇

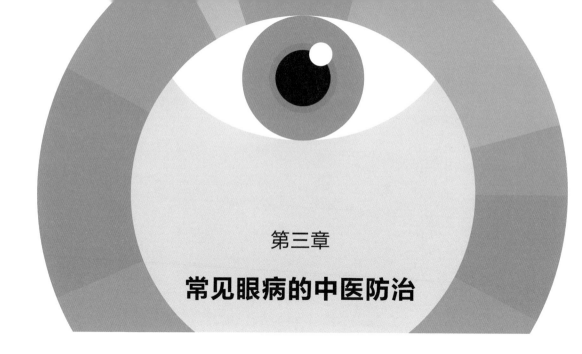

第三章
常见眼病的中医防治

第一节　屈光不正

第8问　从出生开始，人的眼睛是如何生长发育的？

从出生开始，人的眼球会随着年龄的增长而越长越大，眼睛的度数会由生理性远视向正视甚至近视的方向发展。光线进入眼睛后会发生折射，眼睛折射光线的作用即屈光，通常用光焦度来表示眼睛的屈光能力，屈光度是屈光力的大小单位，以D表示，1D的屈光力是指平行光线聚焦在1米的焦距上，即为100度；即1.00D=100度。究其原因，其中包含几个比较重要的生理参数，如眼轴长度、角膜曲率及晶状体的屈光度。

首先，我们经常会关注眼轴的变化，眼轴的长度就是眼球的正前方到眼球正后方之间的距离，随着小儿的生长发育，眼轴长度会随着孩子身体长个而不断增加，就是我们常常和家长说的，身体长高眼睛也在跟着长长。这种眼轴的增长会使儿童青少年的眼睛度数逐渐从出生的远视眼慢慢变成正视眼，我们称之为"一增"。

再者，我们的眼睛里还同时配着"两减"，即角膜曲率和晶状体的静态屈光力，这两项会在出生到视觉系统生长发育期内逐渐变小。

这三者的变化我们称之为眼球发育的"一增两减"，即眼轴的不断变长、角膜曲率变平和晶状体静态屈光力下降。出生后，绝大多数的婴儿都是生理性远视眼，随着婴儿的生长发育，"一增"将眼睛逐渐推向近视；而"两减"的作用和"一增"恰恰相反，它们的任务是适当地制衡"一增"带来的度数变化趋势，不要让眼睛过早、过快地变成近视，理想状态中，在"一增""两减"协调发展下，眼睛会从远视逐渐向近视方向发展，而最终停在快要近视而还未近视的中间带上，我们称之为正视眼，就是既不远视，也不近视。这个过程我们称为"正视化"。因此从远视到正视的这一段时间我们称之为"远视储备期"；假如"一增"的油门踩得太狠，或者"两减"的刹车作用失灵，又或者两者兼而有之，那么"正视化"的进程就会太快、太急，最终"正视化"就变成了"近视化"。我们称这段时间为"近视期"，近视期又分为"假性近视期"和"真性近视期"；相反，假如"一增"发育太慢，或者"两减"的作用过度，那么"正视化"的进程就会变得异常缓慢甚至可能导致"弱视"。

最后，从数据上看，眼睛的生长发育有两个主要阶段。① 快速发育的婴儿期（从出生到3岁）：新生儿眼球的前后长度平均为16毫米，出生后第一年生长最快，之后至3岁时眼轴长度增加约5毫米，远视度数明显降低。② 缓慢增长的青少年期（从3岁至成年）：眼球的缓慢增长阶段，正常情况下此期持续约10年或更长。在这一时间段，眼轴长度仅增加了约1毫米，屈光状态继续向着正视方向，发展到15～16岁时，眼球大小基本如成人，约24毫米，此后增长甚微。一般认为，眼轴长度每增加1毫米，眼睛的度数会朝着近视的方向进展200～300度。如果儿童提前近视了，那就需要采取措施阻止眼轴的进一步增长。

第9问　儿童视力发育正常的标准是什么？

通常视力是随着儿童的成长逐步发育完善的。儿童出生后视觉处在生理性远视发育阶段，并不能马上达到正常视力。因此，不同年龄阶段的儿童正常视力是不一样的，不了解这一点，就容易将正常视力的儿童误诊为弱视，也关系到弱视治疗中疗效的判断。所以，我们应当了解不同年龄儿童的正常视力。根据《儿童青少年近视防控适宜技术指南》资料显示：我国儿童不同年龄的正常视力是：新生儿出生仅有光感，1岁视力一般可达4.3（0.2）（标准对数视力表，下同），2岁视力一般可达4.6（0.4）以上，3～4岁视力一般可达4.7～4.8（0.5～0.6）以上，4～5岁视力一般可达4.8～4.9（0.6～0.8）以上，6岁以上为5.0（1.0）以上。简单记忆为年龄乘以0.2，如果低于这个标准建议到专业眼科医院进行详细检查。

第10问　学龄前儿童，多久做一次视力检查？

按照《0～6岁儿童眼保健及视力检查服务规范（试行）》，做好0～6岁儿童眼保健和视力检查工作的要求，对于正常出生的足月宝宝，在6个月时应到医院进行一次屈光筛查。如果宝宝屈光状态正常，可以每隔

6~12个月做定期检查；而对于早产儿、低出生体重儿应警惕因为视网膜尚未发育完全，可能发生的新生儿视网膜病变，所以应该在出生后按要求及时进行眼底病变筛查并定期追踪。3岁左右，小朋友要跟着爸爸妈妈学会辨认视力表，每6~12个月定期检查视力和屈光度。家长要把孩子每次的视力和验光结果保存好，根据时间建立孩子专属的屈光发育档案，这对于及早发现近视、弱视等眼病尤为重要。由于学龄前儿童年龄小，常常不能准确地表达看不清楚的感受，导致家长很难发现孩子的视力问题。因此，给孩子定期做视力检查是早期发现学龄前儿童近视或其他眼病的最重要而又简单、有效的方法。

第11问　儿童为什么要建立眼睛屈光发育档案？

建立眼睛屈光发育档案是指全面地记录孩子从出生以来的眼部屈光状态，一般建议每6~12个月建立眼屈光档案，内容包括儿童的裸眼及矫正视力、屈光度、眼轴长度、角膜曲率和眼底情况等，同时记录近视家族史。屈光度检查建议在散瞳情况下验光。建立屈光发育档案，可以了解未近视孩子屈光状态的发展趋势，了解已近视孩子屈光状态的发展规律，进而使用有效的近视防控措施，做到早预警、早发现、早防控。

第12问　眼科医师所说的远视储备是什么？

远视储备是指生理性远视的度数，而不是视力检查的结果。新生儿的眼球较小，双眼处于远视状态，叫生理性远视，也称之为"远视储备"。而后随着生长发育，眼睛的远视度数逐渐降低而趋于正视。

远视储备是"对抗"发展为近视的缓冲区，因而为孩子保留合适的远视储备是非常重要的。举个简单的例子，如果一个孩子的视力检测为5.0（即1.0），散瞳验光的结果是+0.50D甚至+1.00D，就是说远视50度或远视100度，那么这个孩子离近视发生就还有一段发展时间。但是如果散瞳验光的结果为0D，说明已经没有远视的余量储备了，再往下发展就是近视了。

第13问　远视储备的正常值是多少？

远视储备是对抗近视的缓冲区间，但也并不是越高越好，各年龄段孩子的远视储备量可以参考以下标准：3岁以前300度左右，4～5岁150～200度，6到7岁100～150度，8岁100度，9岁75度，10岁50度，11岁25度，12岁基本没度数。3岁前高于300度远视有发生弱视的风险，低于相对应年龄段的远视储备则易发生近视。所以建议家人朋友每半年带孩子进行屈光状态的检查，评估孩子的眼部情况，及早进行近视预防干预。

第14问　怎样保护孩子的远视储备？

个体、家庭和学校应当积极培养"每个人都是自身健康第一责任人"的意识，主动学习掌握眼健康知识和技能；父母和监护人要了解科学用眼、护眼知识，以预防为主，做好以下几点来保护孩子的远视储备。

（1）家长应该树立在学龄前期即开始预防近视的理念。将近视防控的"关口"前移到幼儿园，不要等到真的近视了才去采取措施。

（2）保障每天不少于2小时的户外活动，校内、校外各60分钟。

（3）减少课外班的学习，尤其是需要长时间用眼的培训课程。包括学乐器需要眼睛长时间盯着乐谱，容易造成视疲劳，长此以往可能使远视储备量下降，增加发生近视的危险。如果已经学习了，那么建议孩子用眼遵循"20-20-20"法则即连续用眼20分钟后远眺20尺❶（大约6米）以外的物体20秒；如果远眺不方便，可以闭眼20秒。

（4）及时纠正孩子错误的用眼习惯。比如用眼距离太近、读写姿势不良，都可能使近视发生的危险增加，建议家长培养孩子正确的用眼习惯和姿势，做到"三个一"，即眼睛离书本一尺、胸部离桌缘一拳、握笔写字时手指离笔尖一寸❷。

（5）建议少用或不用电子产品，使用电子产品的时间可以参考以下原则：3岁以下尽量不使用；3～6岁使用不超过15分钟；6～12岁不超过半小时；12岁以上不超过1小时，同时遵循"20-20-20"法则。

（6）中医的外治疗法（如眼部的按摩刮痧术、耳穴疗法、揿针等）也能起到很好的保护远视储备的作用，家长们可以提前行动起来。

第15问　什么是调节？

调节是指眼睛既能看清远处，又能看清近处景物的能力。调节是通过眼球内睫状肌、晶状体悬韧带和晶状体实现的。当眼睛注视无限远处的目标时，眼球内睫状肌充分松弛，晶状体悬韧带牵拉着晶状体赤道部，使晶状体变得扁平。当注视目标移近时，睫状肌逐渐收缩，使晶状体悬

---

❶ 1尺≈0.3米。

❷ 1寸≈0.03米。

韧带逐渐放松，晶状体及其固有弹性使之趋向球形，凸度变大，屈光力增强，使近处景物的影像正好落在视网膜上，从而能够看清近处景物。

老年人因为调节力变弱而出现老视（俗称老花眼）的现象，相反儿童的调节力很强，所以验光都建议在散瞳后，解除自身的调节力后再行验光检查，这样获得验光结果才更加准确。

第16问　散瞳验光对眼睛有害吗？

散瞳验光就是验光前用散瞳药物将瞳孔散大，主要是为了使眼睛里起调节作用的睫状肌麻痹放松后再进行验光，从而使验光的结果更加准确客观。

散瞳验光通常分为快散和慢散两种，快散的瞳孔一般 4 ～ 6 小时后恢复正常，慢散的瞳孔一般需要 1 ～ 3 周的时间恢复正常。因为散瞳后很多人会出现畏光、视近物模糊及眼部不适等情况而误认为散瞳验光有害而不愿意接受散瞳验光，殊不知散瞳验光有三大优点：

（1）是鉴别真性近视与假性近视的金标准。

（2）使验光的度数更加准确，如果有散光的患者能使散光的度数和轴位更加准确。

（3）能辅助判断眼位，看是否有斜视的发生；如果是假性近视的患者，短时间的散瞳治疗还可帮助孩子缓解调节痉挛的情况，对防治假性近视有一定的帮助作用。

但散瞳是有禁忌的，比如前房浅、对散瞳药物过敏的人群则不宜散瞳。因此散瞳验光一定是在眼科医师的指导下进行，不能盲目进行；在专业医师指导下的散瞳验光是有利无害的，但切记不能擅自自行散瞳。

第17问　真性近视和假性近视该如何区分？家长该怎么做？

我们的眼睛就像一部精细的照相机，当看近距离的物体时需要变焦，我们眼睛里负责变焦的结构叫作"睫状肌"。睫状肌负责调节看远、看近的功能，也就是看远时睫状肌放松，看近时睫状肌收缩。当我们用眼不当或长时间看近时，睫状肌处于高度紧张和收缩的状态无法正常放松，这就使看远处物体时，光线无法聚集到视网膜上，导致视物不清，出现暂时性的看远不清楚，这种现象医学上称为"睫状肌痉挛"，俗称"假性近视"，它并不是真正的近视，而只是表现为一种近视状态。

真性近视又称为轴性近视，是指由于先天遗传或后天用眼不当等因素使眼球变长，当我们看远处物体时，光线射入眼球的焦点落在视网膜之前，无法在视网膜上形成清晰的图像而表现为看远处视物模糊，看近清楚。

那么我们如何简单区分真性和假性近视？

简单的方法是假性近视一般远视力在0.5（4.7）以上，只有在黑暗处或者看电子屏幕时表现出明显的视物模糊；而真性近视一般远视力在0.3（4.5以下），会表现为看不清黑板，看电视往前凑、眯眼、挤眼等症状。

如果孩子跟您说，看不清黑板，或者视力下降了，家长该怎么做？

（1）第一时间要带孩子到正规的眼科医院进行检查。

（2）散瞳验光是目前检验真性近视和假性近视的一个金标准。

（3）真性近视和假性近视治疗的意义和方法是不一样的，真性近视了，那就是近视了，一定是需要戴眼镜的。中医的一些治疗方法，包括针灸、揿针、雷火灸等，可以控制近视增长速度；假性近视，则不需要戴眼镜，可以通过中医的一些方法，如采用针灸、揿针、雷火灸、眼部按摩刮痧术、耳穴疗法等中医外治疗法推迟近视发生的年龄，防止发展成为真性近视。

第18问　如何尽早发现孩子的眼睛是否近视？

很多家长带着孩子第一次去医院检查眼睛时，发现孩子的近视度数已经比较高了，后悔莫及。所以家长和孩子要共同警惕下面一些近视的常见早期症状：

（1）写作业或看东西时眼睛贴得很近。

（2）看不清黑板上的字或抱怨屋子里的光线太暗。

（3）看远处眯眼，经常皱眉，歪头看东西，看东西时眼睛斜。

（4）出现眼干、疲劳等症状，常常揉眼或频繁眨眼；甚至出现眼胀痛、偏头痛等症。

（5）突然出现情绪低落，注意力不集中，脾气暴躁等情绪。

如果出现以上症状，要及时带孩子到眼科检查看看是否发生了近视。

第19问　近视形成的影响因素有哪些？

近视的形成主要有先天和后天，也就是遗传和环境两大因素为主。

1.遗传因素

目前的研究和统计学资料表明，近视的形成具有遗传特性。父母其中一方有高度近视，其后代近视遗传的外显率为50%，若父母双方都是高度近视的，其后代近视遗传的外显率为80%。因此有高度近视的家长尤其要重视孩子的眼睛健康状况。

2.环境因素

环境因素既包括社会层面的大环境也包括家庭层面的小环境。大环境比如全民爱眼护眼的关注度，全民体育健康项目的参与度等；小环境主要表现在以下四个方面：

（1）科学用眼习惯的培养。

（2）电子产品的使用频率情况。

（3）生活饮食习惯。

（4）户外活动的时间、频率等。

第20问 一旦确诊为真性近视，还能恢复吗？

从近视的发生原理来说，已确诊为真性近视的儿童青少年，小部分是由于屈光间质的曲率异常造成的，大多数是由于眼轴变长造成的轴性近视。就像孩子的身高不会变矮，眼轴变长了也不会再缩短。因此，由于眼轴增长引起的轴性近视一旦发生，眼轴长度就不会减少，在目前的医疗技术条件下，近视不可逆，近视不能治愈！家长了解了这些知识，也就拥有了"火眼金睛"，能识别出真正科学有效的防控近视方法。但是如果孩子是调节性近视（老百姓常说的"假性近视"）则是可以恢复的。虽然在目前医疗技术条件下真性近视无法治愈，但是它是可防、可控的，我们仍然需要努力控制近视发展，延缓近视度数和眼轴长度的增长，降低发展成为高度近视的可能，避免带来严重的视力损害。

第21问　孩子近视了怎么办？

由于环境的变化、电子产品的使用、学业负担的增加，儿童青少年很容易发生近视，孩子一旦近视了，我们应该做好以下四点。

（1）孩子如果近视了，家长要梳理一下发生近视的原因，日常用眼习惯是否良好？每天户外活动的时间是否达到2小时以上？饮食上面有没有挑食、偏食？睡眠时间是否足够？电子产品使用是否过量？

（2）从自身做起帮助孩子进行自我保健。比如督促孩子认真做眼保健操，家长自己也可以学习一些眼部保健的手段，如眼部按摩刮痧术，每天给孩子做做眼部保健。

（3）一旦孩子真性近视了就应该积极配镜治疗，同时帮助孩子寻求专业的近视防控手段，比如说离焦镜、角膜塑形镜，还有一些中医的治疗，比如说针灸、揿针、耳穴疗法、雷火灸等，这些都可以起到很好的近视防控作用。但这些防控手段建议到专业的机构去进行。

（4）最重要的是目前近视防控的手段有很多种，但每一种都有一定的局限性，因此要根据自身的情况选择合适的，坚持治疗，定期复查，这样才能达到一个长久的防控的效果。而不是急于求成，反复更换治疗方法，因为这样会适得其反。

第22问　儿童一只眼睛视力低下，需要佩戴眼镜吗？

儿童青少年如在体检中发现一只眼睛视力好，另一只眼睛视力不好。那么家长一定尽快带着孩子到专业的眼科医院或眼科门诊就诊，进行专业的检查，如视力较差的眼睛有明显的屈光不正，则需要配镜矫正。

为什么会这样？主要原因有以下两点。

（1）发生视力的偏差一定是有原因的，日常生活中常常是因为不科学的用眼习惯，比如说歪头写作业，或者是坐姿不正确等原因造成的，如果不及时纠正的话，这种偏差就会越来越严重。

（2）人类拥有两只眼睛，就是要两眼协调地使用。人类之所以能获得视觉信息依赖于视觉系统的正常工作，我们的眼球如照相机一般在左右眼各自的眼底形成光学图像，光学图像被我们的视网膜转换成生物电传导进大脑的视觉中枢，两眼的信号经过大脑的整合变成一个整体视觉印象，这就是我们看东西的过程。

如上所述，如果有一只眼睛成像不清楚，就会影响到大脑整合图像的过程和结果。如果这种情况出现在视觉系统发育的关键期，大脑就会越来越依赖视力好的那只眼睛，而越来越忽视视力不好的那只眼所传输过去的视觉信号，久而久之，视力不好的那只眼就失去了话语权，我们称之为屈光参差性弱视，那样即使是戴上眼镜也看不清楚了。即便情况没有严重到上述地步，也会影响到两眼的协调使用，导致视物疲劳，甚至视物重影、眼位偏斜出现斜视等不良后果。

所以，儿童如果出现一只眼视力好、一只眼视力不好的情况，即使不影响日常生活，也要到专业的眼科医院就诊，如检查后确认需要配镜则必须认真佩戴眼镜，与此同时，也应该积极使用中医治疗手段（如针灸或揿针）进行干预治疗防止两眼的屈光度相差越来越大。

第23问　孩子近视后为什么要定期复查？

孩子近视后定期复查主要有以下三个方面的原因。

（1）如果长期不复查的话，可能会出现斜视。因为在用眼的过程中，有些中小学生用眼习惯不好，会导致双眼近视度数相差增大，久而久之，可能会导致斜视的发生，如果不复查的话，就很难发现这种情况，当家长发现的时候，往往可能就已经变成了显性的斜视，可能要做手术才能矫正。

（2）长期不复查，度数可能会增长很快，从而很容易发展成为高度近视。在儿童青少年时期，近视以平均每年50～100度增长，有些严重的甚至一年能增长300度，如果长时间不复查的话，有可能一下就发展成为高度近视。通过复查我们可以提前发现变化趋势，进而尽早干预。

（3）有些孩子屈光参差，甚至一只眼弱视，不及时复查很容易错过最佳的治疗时期。

所以，一定要关注孩子的眼健康，及时带孩子进行复查，复查的频率一般是每半年一次，如果有特殊情况，需要在3个月复查，即使孩子自己说能看清黑板，也要复查，如果长期不复查，可能会存在一些风险。

第24问　保护孩子视力家长应该怎么做？

（1）多了解科学用眼护眼知识，以身作则，带动和帮助孩子养成良好的用眼习惯。如不在走路时、吃饭时、卧床时、晃动的车厢内、光线暗弱或阳光直射等情况下看书或使用电子产品。监督并随时纠正孩子不良读写姿势和握笔姿势，应保持"一尺、一拳、一寸"。

（2）尽可能提供良好的居家视觉环境，如读写时选用合适的台灯。0～6岁是孩子视觉发育的关键期，家长应当重视孩子早期视力保护与健康，及时预防近视的发生。

（3）多带孩子到户外阳光下活动，建议每天进行2小时以上的户外活动，保护远视储备，预防近视的发生。

（4）控制电子产品使用。家长应避免孩子长时间地使用视频终端。非学习目的的电子产品使用单次不宜超过15分钟，学习目的的电子产品使用遵循"20-20-20"法则。

（5）减轻孩子课外学习负担。配合学校减轻孩子负担，不要盲目参加课外培训。

（6）培养孩子养成良好的生活饮食习惯。尽量保证孩子每天睡眠不少于10个小时，避免熬夜，每天最晚不超过10点睡觉。让孩子多吃粗粮、水果、绿色蔬菜等有益于视力健康的食物。少吃甜食、冷饮和油炸食品。

第25问　近视防控家长们必须懂的十大原则是什么？

1.近视预防大于近视控制

近视预防的作用要远远大于控制。所以对于没有近视的儿童及青少年家长们，更应该了解关于儿童青少年视觉系统发育规律和远视储备的相关知识，了解近视的发生、发展规律及其危害性；在做好自我保健的同时，积极采取有效的预防措施，比如中医的耳穴疗法、揿针、眼部按摩刮痧术等帮助孩子预防近视的发生。

2.三分治七分养

近视防控的效果取决于孩子们的自我保养；如果自我保健很好，近视防控的治疗就会事半功倍，如果不注重自我保养，则防控效果事倍功半。就如治疗感冒一样，如果患者不注重防寒保暖，吃再多的感冒药也于事无补。

3.选择合适的防控手段最重要

目前近视防控的手段十分繁杂，但总结起来没有哪一种近视防控的手段是完美的，因此选择适合自己的防控手段很重要。当然不同治疗原理的防控手段可以联合应用。

4.坚持、重复、再坚持

近视不是一天形成的，因此近视的防控也不能急于求成，那种宣称短时间治愈近视的方法必然不可取。正确的做法是选择一种或多种近视防控的手段，坚持、重复、再坚持。时间是以年为单位，坚持时间越长，其治疗累积的效果越佳。儿童青少年的视觉系统是不断发育的，只要视觉系统发育还未停止，就不能掉以轻心。

5.主动出击一定比守株待兔强

儿童青少年近视防控需要主动出击，要在近视发生的萌芽阶段就采取积极的预防措施，采取防控手段总会比不控制要好。近视防控的效果只和自己进行纵向比较，横向比较没有意义，因为所处的环境，自身的条件都不同，但可以肯定的是近视干预一定会比不干预强，哪怕只是认真做好眼保健操都管用。

6.防控不要轻言放弃

只要孩子还未成年，就不应该放弃近视防控。部分患者家属觉得孩子已经近视了便破罐子破摔，殊不知近视度数越高，带来的危害便更大，高度近视会增加视力损害，甚至有失明的风险。

7.防控要发动孩子积极参与

孩子作为近视防控的第一责任人，一定要取得孩子的理解和配合，配合程度越高，防控效果越好。

8.专业性很重要

青少年的近视防控建议交给专业的眼科机构和专业的眼科医师来完成，不专业的治疗轻则无效，严重者会造成一些损伤。

9.近视防控功在当代，利在千秋

青少年在视力发育的关键时期，如果用眼不当则会导致近视不断增长而发生高度近视甚至病理性近视。因此，青少年近视防控的目的是防止发生高度近视从而发生一系列的高度近视眼底病变，甚至致盲。但一般而言，高度近视眼底病变发生视力损害甚至致盲的年龄为50岁以后，因此近视防控就是未雨绸缪，为50年后的视力健康而努力，会对50年以后的社会产生较强的经济效益和社会效益。

10.三位一体的防控最为恰当

青少年近视的防控应该是家庭、学校、医院共同来完成，家庭是近视防控的主力军，学校是近视防控的主导场地，医院提供有力的帮助和指导。

第26问　中医防控青少年近视的方法有哪些？

中医防控青少年近视的方法主要有中药辨证调理和中医外治疗法两大类，具体包括以下几类：

（1）中药辨证调理　根据儿童及青少年的体质进行辨证调理，或者口服中成药杞明胶囊。

（2）针灸治疗　通过针刺眼周的穴位，加速局部的血液循环，放松睫状肌，提高视力，促进视觉发育，提高视力和防止近视度数过快增长。

（3）揿针治疗　将揿钉型皮内针贴在穴位上，通过持续刺激穴位，促进眼周及眼部的血液循环，促进眼部经气输布，调节睫状肌的功能，提高视力，防止近视的发生发展。

（4）雷火灸　具有药力峻、火力猛、灸疗面广、渗透力强的特点；同时配合相应的按摩手法，可刺激脑神经及视神经得以兴奋，改善大脑及眼部血循环，增加眼部供血，调节睫状肌的生理功能，增加睫状肌的调节能力，提高视力，促进视觉发育，防控近视发生发展。

（5）耳穴疗法　通过耳穴压豆贴刺激耳部的穴位，提高视力，促进视觉发育。

（6）眼部按摩疗法　疏通眼部经络，调和气血，缓解眼部疲劳，有效控制近视发生、发展。

（7）眼部刮痧疗法　在眼部周围及头部刮痧，可以疏通经络，解除眼周肌肉的紧张，放松睫状肌，提高视力，控制近视度数增长。

（8）梅花针疗法　叩击后颈部视觉中枢及眼区（眼眶周围）穴位，提高视力，防控近视发生发展。

（9）中药离子导入疗法　通过温补明目的中药颗粒冲化后采用多功能离子导入仪，敷在儿童的眼部，通过局部加热和离子导入的作用，改善眼局部的循环，达到温经通络明目的作用，从而提高视力，防止青少年近视的发生发展。

（10）食疗　在中医药理论的指导下，利用药食同源的食物实现防病治病，预防近视发生及发展的康复方法。

第27问　在近视发生发展的不同时期，如何选择用中医的方法来进行近视防控？

视觉系统按屈光度的发育大致可分为生理性远视期、正视期、假性近视期及真性近视期，处在不同时期的近视儿童均可采用不同的中医治疗方法来防止近视的发生及发展。

（1）生理性远视期、正视期　可以在医师的指导下做眼部按摩刮痧、梅花针、雷火灸等中医外治疗法，家庭保健可以每日1～2次，也可以积极进行揿针治疗以保持孩子的远视储备量，预防近视，推迟近视发生的年龄，治疗频率建议1周1次，坚持半年以上。

（2）假性近视期　可采用耳穴疗法、揿针、雷火灸治疗，主要目的是提高裸眼视力，治疗假性近视，推迟近视发生的年龄，防止发生真性近视，治疗频率每周1～2次，坚持1年以上。

（3）真性近视期　建议采用针灸或针灸联合揿针治疗，针灸治疗频率为每周2次，针灸联合揿针治疗频率为每周1次，坚持1年以上，主要目的是防止近视度数过快增长，防止低度近视向中高度近视发展。

第28问　青少年近视防控，孩子们该如何自我保健？

（1）保持良好的读写姿势及科学的用眼习惯，坚持"三个一"。坚持每天做眼保健操2次以上。

（2）多户外活动，每天保持2个小时以上的户外活动时间。

（3）尽量减少电子产品的使用时间，3岁以下尽量不使用电子产品，6～12岁每次使用电子产品的时间不超过半小时，12岁以上每次使用电子产品的时间不超过1小时。

（4）保持营养均衡，少食用甜食、冷饮、冰激凌、油炸食品、碳酸饮料。多吃粗粮和坚果，以及对眼较好的食品，如菠菜、胡萝卜、猪肝（鸭肝等）、柑橘、枸杞、豆浆以及豆制品及绿叶蔬菜等。

（5）保持充足的睡眠，不熬夜，小学生在晚上9点以前睡觉，保持10小时以上的睡眠；中学生在晚上10点以前睡觉，保持9小时以上的睡眠。

（6）定期检查视力，主动要求父母带自己去医院进行眼部的屈光检查，平时也可以多关注眼部是否看得清黑板。

第29问 中医近视防控给家长们的忠告有哪些？

1. 近视预防比防控更重要

在孩子视力好的时候更应该关注孩子的眼健康。很多家长在孩子视力好的时候不怎么关注孩子的眼健康，甚至在接到孩子在学校视力筛查有问题的通知时也不在意，而在听孩子说看不清黑板或检查已经真性近视时才开始紧张，到处咨询、打听治疗的方法，同时期望能治愈近视，抗拒戴眼镜，殊不知，在孩子视力好的时候更应该经常带孩子做视力筛查，如果发现远视储备不够时，尽早采取保健的措施或中医的治疗手段进行干预。相反如果孩子已经真性近视了，正确的做法是应该配眼镜时，尽早戴上眼镜，再寻求控制近视增长的方法。

2.近视防控的效果关键在家长和孩子

在临床上，很多家长总会问这样一个问题："医师，我们进行针灸治疗1个疗程后会有什么样的效果？能控制住近视的增长吗？"这是很多家长找到医师最想问的一个问题，然而很多家长都不能得到一个满意的答复，因为这个问题的答案得家长和孩子们自己来回答。很多家长一旦孩子近视了就到处求医问药，期望医师能给孩子的眼睛带来保障，而在选择治疗方式上也是过度期待治疗手段能很好地控制近视增长。殊不知，孩子才是自己健康的第一责任人，近视防控的效果主要在家长和孩子，其他的治疗只能起到一定的辅助作用。换句话说，如果家长不主动纠正孩子们的不良的用眼习惯和生活习惯、严格控制电子产品的使用时间和坚持持续治疗，近视防控的手段再高明也没有办法达到一个很好的控制效果。就比如医师给患者治疗感冒一样，医师用很好的药物很用心地给患者治疗，可患者却不注意防寒保暖，不停地去挨冷受冻，那治疗感冒的效果就可想而知了。总结起来是：近视防控的效果关键在于家长和孩子配合，家长不断纠正孩子错误的用眼习惯，改变不良的生活饮食习惯和选择合适的治疗手段并坚持治疗才能取得一个很好的结果。配合得好，则治疗效果事半功倍，配合不好则会事倍功半。

3.近视防控不能急于求成

近视防控不是一朝一夕之事，很多家长一旦发现孩子眼睛近视了，就到处寻求治疗方法，从而容易听信短时间内治愈的虚假广告而上当。近视防控的儿童和家长首先需要做好长期预防和治疗的准备，其次要做好以下几件事情：

（1）治疗理念：复杂的事情简单化、简单的事情重复化。

（2）方法：选择一种或几种适合自己的方法，坚持重复治疗1年以上并定期复查。

（3）自我保健，坚持科学的用眼习惯，知行合一。

4.不同年龄、不同的近视阶段，近视防控的治疗意义和目的都不同

（1）预防阶段（远视储备期）：其治疗的目的是提高裸眼视力，意义在于保护远视储备量，推迟近视出现的年龄。

（2）防治阶段（假性近视期）：其治疗的目的在于提高裸眼视力，治疗假性近视，意义在于是防止孩子发生真性近视。

（3）防控阶段（真性近视期）：其治疗目的是控制近视度数及眼轴的过快增长，意义在于避免低中度近视向高度近视及病理性近视发展。

第30问　为什么不鼓励儿童过早使用电子产品？

因为电子设备的过早、过量使用是学龄前期儿童出现近视的原因之一。长时间观看电子屏幕会对孩子的视觉系统造成过大的负担，诱发近视的发生。那么如何合理使用电子产品呢？建议大家参考法国的"3、6、9、12"原则，即：儿童3岁前不能使用电子产品；6岁前不能使用电子游戏机；9岁前使用电子产品时间严格控制；12岁前尽量不单独浏览网页。此外，很多家长还关心儿童什么时候可以开始看电视。这个可以参考美国儿科学会的意见：2岁以下儿童建议完全不看，应当尽量避免儿童接触电视，而在3～5岁阶段，每天看电视时间建议不超过1小时，每看15分钟休息一下。而且不能让儿童误以为每天都可以看电视，一定要帮孩子选择节目，且要陪看。现在3D电影已经十分普及，很多家长关心孩子到底可不可以看3D电影，那么孩子多大可以看3D电影呢？美国视光学协会给出的答案是3岁以上，因为3岁儿童的立体视觉功能已经接近于成人，孩子们可以欣赏3D影像了，普通电影可以参考儿童看电视的年龄。

第31问　防控近视为什么建议少吃甜食？

因为糖分在消化、吸收及代谢过程中会消耗钙、铬等离子。肾脏在排出糖的代谢产物的同时，相应地排出钙离子，长期累积会导致大量钙从尿中流失。由于钙、铬是构成眼球壁的材料之一，其长时间不足可使眼球壁的弹性降低，可塑性增加，使眼球的前后径更容易拉长，从而发生近视。

如果经常吃甜食，摄入过多糖分，可能增加近视发生的概率或加重近视。但吃一点甜食对眼睛不会有明显的影响。为了保护眼睛的健康，应当控制甜食的摄入。日常饮食中多吃粗粮和蔬菜、水果，做到营养均衡。适当增加鱼类、豆制品等富含钙元素的食物摄入，以及黑芝麻、糯米等富含维生素B_1的食物，同时也可以适量多吃一些增进视力的食品以保持眼部健康。

第32问　青少年睡眠不足会影响视力吗？

有研究发现，睡眠的时间和质量与近视的发生和发展有很大的联系。正常的昼夜节律对人类视觉系统的发育有着重要作用，睡眠紊乱可能会干扰或中断控制眼球正视化（远视→正视→近视）生长过程的调节机制，从而导致屈光不正。家长需要注意的是：由于孩子正处于生长发育的重要时期，如果孩子睡眠不足，不仅可能导致近视，还可能会影响生长激素的分泌，影响身体发育及各项功能的状态，导致乏力、嗜睡、免疫力下降等。因此建议家长朋友们，为了孩子们的眼部和身心健康，应该努力让儿童青少年保证9到10小时以上的睡眠时间，且孩子每日最晚的睡眠时间不超过10点为宜。

第33问　户外活动真的可以防控近视吗？

答案是肯定的。越来越多的科学研究表明，户外活动可以有效预防近视的发生和发展，是目前最经济有效的近视防控措施。因此建议幼儿园及中小学生每日保证有2小时以上的户外活动。此外，青少年朋友还可以利用课余时间进行运动，比如在上学和放学的路上进行快走，不仅锻炼了体质，还可以预防近视，阴雨天和晚上的户外活动虽不如白天阳光充足时效果好，但也比宅在家强，因此户外活动主要是强调户外，走出去就能起到近视防控的作用。

第34问　青少年怎样吃才算是良好的饮食习惯？

良好的饮食习惯的总原则是：一日三餐要定时，不要一顿早一顿晚。三餐的食量要大致均衡，不要一顿太多，一顿又太少，饥饱不均。另外青少年的身体正处在发育期间，需要的营养比较多，可以适当增加一些课间点心，也可以吃些零食，但不要吃得太多，不要超过正餐的食量，副食品的品种和花样越多越好，样样都要吃，不偏食，不挑食。爱吃的东西可以多吃些，但不能吃得太多。不爱吃的东西可以少吃些，但不要一点不吃。养成这样的习惯，才能使吃进的东西保持各种营养成分的均衡。绿叶蔬菜、水果、胡萝卜等富含维生素的食物可以多吃。油炸食品、碳酸饮料、甜食等营养成分单纯的食品，尽量少吃。

第35问 眼保健操有用吗？

答案是肯定的。眼保健操起源于19世纪60年代北京市教育部在全市范围内的一次视力普查，经检查发现：小学、初中、高中的近视率分别为10%、20%、30%。于是在1964年发起了一场"为革命保护视力"的预防近视护眼行动；由北京大学医学部的刘世铭主任发明了第一套眼保健操，并免费教给教育部，在各大中小学等学校进行普及，第一套眼保健操一共8节。由于很多历史的原因1966年眼保健操中止了一段时间；第二套眼保健操是由20世纪80年代，著名的中医按摩专家李玉田教授和卢英华教授改编；在穴位按摩的同时配上了体操音乐，增加了眼保健操的趣味性，眼保健操也由原来的8节改为4节。2008年北京同仁医院的邱礼新教授对原来的眼保健操进行了改版，眼保健操由原来的4节改为6节，对原来章节进行了修改和替换，增加了脚趾抓地动作。可以说眼保健操就是为了预防和降低近视发生率而诞生的。

另外眼保健操是根据祖国医学中的推拿、按摩、经络理论，结合体育医疗综合而成的一整套眼部自我保健操系。它通过对眼部周围穴位的按摩，使眼内气血通畅，促进眼部血液循环，以达到消除睫状肌紧张或痉挛的目的。实践表明，眼保健操同用眼卫生相结合，可以控制近视眼的发生与发展，起到保护视力、防治近视的作用。

做了那么多年的眼保健操为什么没有控制住近视呢？主要原因有

3个：

（1）没有坚持做。做的频率少，眼保健操必须经常操练，一般每天可做两次，上下午各一次并持之以恒。

（2）眼保健操做得不规范、不准确。做眼保健操很多动作不够准确，做的形式大于内容，达不到预期的效果。

（3）近视的影响因素太多。近视的损害因素大过眼保健操的功能。随着升学压力的增大、生活的不断现代化及电子产品的不断普及，儿童青少年的近视影响因素大大超过眼保健的功能。

因此，建议做眼保健操时全程闭眼，心身合一，按摩穴位时定位要准确、力度要适中、速度宜均匀、幅度应适当，更重要的是每天两次，贵在坚持。同时要注意用眼的卫生，多做户外活动，减少使用电子产品的时间，不断增强体质，才能很好地发挥眼保健操的作用。

第36问　高度近视和病理性近视者，生活中需要注意什么？

近视度数≥600度，属于高度近视。高度近视分为生理性和病理性高度近视。而病理性高度近视多指近视在600度以上，且成年后近视度数仍不断增加，伴有导致视觉损害的眼底病变及其他致盲性眼病，一般最佳矫正视力低于正常。

生活中，这类人群应特别注意以下几个方面：

（1）要注意避免剧烈活动、震动，以及外力撞击眼球、头部，以免发生视网膜撕裂、脱离等眼底疾病。

（2）尽量避免剧烈冲击性头部运动，如跳水、举重、过山车等。

（3）即使已经成年，也应注意用眼习惯，避免过度用眼，使眼睛

"劳逸结合"，得到适当的放松。

（4）建议每3～6个月到医院做一次全面的眼科检查，并长期随访。

（5）如果在生活中，突然出现眼前黑影、闪光感、视物变形、视力下降、佩戴度数合适的眼镜仍然视物不清等症状，一定要及时到医院就诊。

第37问　老花眼（老视）是怎么回事？出现老花眼怎么办？

老视是指随着年龄的增长，晶状体逐渐硬化、弹性下降，眼内睫状肌的调节能力也随之减退而导致变焦能力降低出现的看远清楚，看近困难的现象，俗称老花眼、老花。主要的临床表现为阅读时会不自觉地把书本拿远，看不清楚小字，喜欢在光线强的地方看书、看报纸；晚上看书时喜欢将灯光移近；阅读时更容易出现眼酸胀、头痛等视疲劳症状。

一般人到40岁以后会出现不同程度的老花，年龄越大，老花的程度也越重。出现老视后首先可选择佩戴矫正眼镜，眼镜主要包括单光镜、双光镜和渐变焦眼镜；其次也可以选择老视手术，目前可选择的手术方式为：准分子激光手术、白内障手术植入可调节或多焦点人工晶体来矫正；最后可选择中医治疗，老视与年龄增长及衰老有关，中药辨证调理或服用补益肝肾类中成药。同时可采用针灸、揿针、雷火灸等外治疗法，可以调和气血，延缓衰老，减轻由老视带来的眼部疲劳症状。

第38问　近视了就不会老花了吗？

首先，答案是否定的。

近视一般在年轻人群中多见，而老花多见于老年人，因此很多人以为近视的人群以后就不会发生老花。事实上老花是因为眼睛里晶状体和睫状肌这两个参与调节的核心组织发生老化、衰退而产生的，因此只要到一定年龄，每个人都会有不同程度的老花，只是一般而言，近视的矫正是用凹透镜来矫正，而远视、老花的矫正是用凸透镜来矫正，所以近视患者老花之后，其看近时就需要在原有凹透镜的基础上减掉老花度数，比如一位60岁的正视的老花患者，其看40厘米处需要约250度的凸透镜作为老花眼镜；但若是一位60岁的250度近视的患者老花了，其看40厘米处正250度凸透镜的老花度数刚好和其近视250度凹透镜的近视度数相抵消，便不需要戴镜看近，诸如该现象，使很多人认为近视者不老花，从表面现象上看有时亦是如此，实则是近视与老花度数相抵消，而非不老花，但这种抵消现象实属度数偶然，很多近视患者老花后是需要看远看近两副眼镜或佩戴渐变焦眼镜的。另外，远视眼可能比正视眼更早出现老花，近视眼可能比正视眼更晚出现老花的现象。

第39问　怎么区分近视、远视和老花？

近视、远视是指眼睛不做调节时，外界光线经过眼的屈光系统折射后，聚焦在视网膜前、后。老花眼（老视）是眼睛内的晶状体由于年龄增长不断变硬，直至失去弹性，相当于照相机失去了调焦的能力，只能看清远处，但看近时需要眼睛调节焦度却做不到，看不清。近视、远视说的是静态的光学缺陷，而老花说的是动态的光学缺陷。从表现上去区分三者：近视的表现是看近清楚，看远不清楚；老花是看远清楚，看近不清楚；远视是看远不清楚，看近更不清楚。

第40问　什么是弱视？有什么症状和体征？

在儿童视觉发育期间，由于各种因素引起的单眼或双眼最佳矫正视力低于相应年龄的视力为弱视；或双眼视力相差2行及以上，视力较低眼为弱视。根据儿童视力发育规律，3～5岁儿童视力低于0.5；6岁及以上儿童视力低于0.7，临床检查无器质性眼病，即可诊断为弱视。弱视形成的主要因素是异常的视觉经验。

所谓异常的视觉经验，是指中高度屈光不正、屈光参差、斜视、视觉剥夺等。视觉系统在发育的过程中需要得到正确的视觉刺激，帮助大脑视觉系统发育，就好像当下时兴的人工智能，人工智能可以通过学习掌握多种多样的知识和技能，但正确成长的前提是得到正确的学习资料，如果输入的学习资料不正确，那么人工智能就会变成人工智障。人脑的视觉系统也是一样，想要正常地生长发育，除了正常、完整的生理结构，还需赖以正确的视觉输入信号，使足够清晰的光学像呈现在人的眼底视网膜，视网膜将光学刺激借由电信号经视路传入大脑，再经大脑整合成完整、正立、有颜色、知远近、有立体感的精细的视觉印象。高度远视、高度散光、上睑下垂等因素的出现，会造成视网膜的光学像不清晰，即从源头切断了视觉信号的输入，就好像人工智能没了学习资料，便无法继续成长，也就有了弱视。另外，人类长了两只眼睛，两眼拥有共同的视野，两眼要协调使用，那么在视觉系统成长的过程中，也需要两眼输入强度大致相等的视觉信号，当出现两眼输入信号一强一弱差距过大的时候，比如两眼度数差距很大、斜视、单眼的先天性白内障等，就会出现单眼的弱视。所以说弱视就是视觉系统发育期内由于缺乏正确的视觉经验输入，导致的视觉系统发育异常的一种发育性眼病。

弱视患儿常见的生活表现有：在生活中出现上下楼梯不稳、抛物接球不准、眯眼、视物前凑、歪头、斜眼看等。也可以在医师检查时出现眼红、畏光、流泪、分泌物多等。对于家长们而言，区分弱视和单纯的远视、散光等单纯的屈光不正的最简单方法是看矫正视力，即比如单纯的远视不戴眼镜看不清，戴上眼镜就看清了，而高度远视若引起弱视，则不戴眼镜看不清，戴上眼镜也看不清。当然是否为弱视，也不能单单只看视力，还应该排除其他眼病，所以到专业的眼科医疗机构就诊和检查尤其重要。

另外，弱视儿童的视力特征表现为视物出现拥挤现象或分读困难。即对单个视标的识别能力明显高于对同大小成行视标的识别力；如视力表中同一行中两边的视标能看见，中间的看不清，可以相差 1～2 行，甚至 2 行以上。还可以出现复绘图失误，如家长可以预先绘制几种简单的图形，让患儿复绘，如果患儿在多次重复练习后，仍不能准确复绘或起笔与止笔不能碰在一起也可能是弱视的表现，或有其他手 - 眼 - 脑协调的问题，建议到专业的眼科医疗机构进行检查。

第41问　孩子弱视怎么办？

孩子在专业的眼科医疗机构进行专业检查，检查项目一般包括但不限于视力检查、散瞳验光、眼部光学生物参数测量（眼轴、角膜曲率等）、彩色眼底照相等。由医师确诊后，该怎么办？

1.寻找发生弱视的原因

弱视本质上属于发育性眼病，是视觉功能发育不完善而导致的，有先天的因素，也有后天的因素，一般而言弱视的发生与屈光不正有密切关系，因此首先要矫正屈光不正，即需要规范地验光配镜，即使弱视儿童戴上眼镜其弱视眼依然看不清，规范地戴镜是治疗弱视的基础，有了良好的视觉信号输入，视觉系统才能进一步发育。如果儿童出现了屈光参差的情况，也就是说一眼度数大，一眼度数小，两眼差距比较大，这样的孩子会出现一只眼视力好些，一只眼视力差，那么这时候在佩戴眼镜的同时还要配合遮盖，即用一块不透光的遮盖布套在眼镜上，遮住视力较好的一眼，遮盖方案要由医师根据患儿的年龄、弱视程度等决定。斜视引起的弱视亦需要遮盖治疗。如两眼矫正视力一致或差距在两行以内，则不需要进行遮盖治疗。因此规范地戴镜、遮盖为弱视治疗的第一步，也是重要的一步。

2.弱视治疗要趁早

12岁时视觉系统基本发育完全，3岁以前是视觉系统发育的关键期，6～7岁是治疗弱视的黄金时期，因此弱视治疗宜在12岁以前完成，不要错过最佳的治疗时期。西医治疗的治疗原则包括消除形觉剥夺的原因、矫正屈光不正和单眼弱视者遮盖非弱视眼。中医认为弱视多源于先天禀赋不足或后天失养，肾气不足而致肝肾亏虚，精气不能上注于目，目失所养而致视力欠佳。因此中医治疗弱视以中药辨证调理或口服中成药金匮肾气丸、复明片等和中医外治疗法如针灸、揿针、雷火灸、梅花针等，可加速眼部血液循环，改善眼部供血，刺激视神经发育从而提高视力。如果患者错过了最佳治疗时期，也不要轻言放弃，好比在以前我们认为成人弱视治疗是无意义的，但随着医学的进步，我们现在认为成人的弱视训练和中医的干预治疗也都是有效果的，所以不管多大的年龄都不要轻言弱视治疗的放弃，一定要坚持信心，期待奇迹的发生。

3.弱视治疗要定期复查

弱视患者一定要定期复查，不论在哪个治疗阶段亦是如此。一般来说弱视患者需要在确诊后的1个月左右进行复查，其后根据情况选择1个月、3～6个月进行复查，关注患者双眼矫正视力变化情况、眼镜度数的变化、眼位的变化等，根据复查结果调整治疗方案。另外需要强调的是，弱视在12岁之前痊愈以后也需要定期复查，因为在12岁前弱视仍有复发的可能，所以一定要定期复查。

第42问　得了弱视就不近视了吗?

近视的发病率和大众知晓率都要明显高于弱视，因此在临床上经常有一些儿童在诊断为弱视时问的一个问题是"得了弱视是不是就不会近视了?"其实弱视和近视是有一定关系，但性质却完全不同的两种疾病，弱视的形成与眼部发育异常有关，大多为远视性屈光不正，以矫正视力不提高为主要临床表现，简单地说是即使戴上眼镜视力也达不到儿童的正常视力，而近视大多为近视性屈光不正，戴上眼镜后视力可以达到正常的视力。一般情况下由高度远视引起的弱视，由于远视度数较大且并不容易降低，所以即便随着年龄的增长也少有高度远视引起的屈光不正性弱视患者，即使治愈后也不会变成近视。但也有由于近视造成的弱视，即使治愈了也会一直近视。另外还有一部分中低度远视造成的弱视，随着治疗的持续和年龄的增长，远视度数会渐渐降低而发展成为近视。总结一下，弱视患者是否会近视，取决于其弱视类型，有的很难近视，有的则本就是近视，有的本不是近视但可能发展成近视，因此对于弱视的儿童建议坚持定期复查随访，及时发现眼部的屈光状态进行对症治疗，从而有效保护孩子的眼健康。

第43问　弱视能治好吗？弱视治好了可以不戴眼镜吗？

早发现、早治疗，弱视一般是可以治愈的。弱视治愈后可能复发，治愈后仍需追踪观察2～3年。幼儿的早期筛查和及时积极的治疗是弱视治愈的关键。如果能在视觉发育的敏感期内及时发现弱视，并积极坚持中西医结合治疗，一般预后都很好，另外，我们在上面的问题中也提到了，即便发现较晚，积极治疗也是有效果的，因此不要轻言放弃。

弱视治愈后需不需要戴眼镜？这取决于弱视治愈的年龄和治愈后裸眼视力（摘眼镜后的视力）与戴眼镜视力是否一致。

如果患者弱视治愈时还处在视觉系统的发育期（12～14岁），视力正常了也需要坚持佩戴眼镜，即只要有度数就要戴眼镜！因为此时孩子视力虽然正常，但视觉系统仍在敏感期内，此时若贸然摘掉眼镜，则视觉系统又会失去正常的视觉输入信号，对于尚未稳定的视觉系统而言，这种打击是致命的，摘镜后视力可能会出现回退，并且回退之后的视力再想提高，往往难度更大。

如果孩子弱视治愈时处在视觉系统发育期以后（15～18岁及18岁以上），戴镜视力好于摘镜视力，即眼睛还有度数，那么建议继续戴眼镜。因为弱视的治愈不能只看视力，还要看功能，只有视力正常只能叫基本痊愈，矫正视力正常且视功能正常才可以叫完全功能治愈，完全功能治愈的患者不仅视力稳定不易回退，各项视功能也和常人无异，而各项视功能保持良好运转也需依赖于戴镜，所以只要眼睛还有度数，我们还是建议戴镜的。

如果孩子弱视治愈时处在视觉系统发育期以后（15～18岁及18岁以上），弱视治愈后裸眼视力和戴镜视力一样好，甚至优于戴镜视力，且都能达到1.0以上，那就可以不用戴眼镜了。

在现实生活中确实有一部分人在弱视治愈后裸眼视力恢复到1.0以上，也就是说可以实现摘镜的目的，但需要强调的是弱视治疗的目标是提高视力而不是为了摘掉眼镜，因此大部分的弱视群体治愈后仍然需要佩戴眼镜，只有小部分可以实现弱视治愈和摘镜的双重目标。

第44问　如何看懂电脑验光单和配镜处方？

很多家长拿到孩子的电脑验光单和配镜处方单时，看着上面的术语、数字就会一头雾水。现在介绍几个简单的方法读懂验光单。拿到验光单首先辨别眼，"R"代表右眼，"L"代表左眼；其次辨符号，"−"则表示近视度数，"+"则表示远视度数；度数的书写形式主要分成两部分，比如−3.00DS−1.00DC×180，其前半部分为−3.00DS可简单理解为300度近视；后半部−1.00DC×180为散光度数，可理解为100度近视性散光，散光的轴位是180，所谓轴位是因为矫正散光的镜片好似圆柱体，所以其度数是有轴位的。若度数只是"−3.00"样，则表示300度近视，无散光。"PD"代表远用瞳距，即人眼看远时两眼瞳孔中心的水平距离，同样也是制作眼镜的重要参数。

第45问　怎样选择镜架？

想要拥有一副合适的眼镜，规范的验光十分重要，但选择合适的眼镜架也同样重要。

　　首先在选择镜架时可先选择镜架材质，大致可分为金属镜架、非金属镜架。金属镜架的主体部分为金属材质，其优点是大多金属镜架均配有可调节的鼻托支架，可以调节鼻托的高低、远近等，金属镜架样式多显沉稳，贵金属材料更是彰显身份，纯钛、钛合金镜架则重量轻。但金属镜架的缺点也较明显，大多款式过于稳重，不受年轻人喜爱，部分档次较低的金属镜架容易出现掉漆、焊点开焊、易致敏等问题。

　　而非金属镜架可以是塑料类（较为常见）、木材（如胡桃、竹、檀木等）、动物角质（如牛角、玳瑁等）等。最常见的非金属镜架是塑料类材质，其款式多半较新颖或有活力，往往较受年轻人的喜爱，且非金属材质不易过敏，但很多塑料镜架不具备可以调节的鼻托，因为不便调节眼镜位置，故不太适用于功能性镜片。另外，在选择渐变焦、离焦等功能性镜片时，镜圈的尺寸不宜过小，木材或动物角质材质的眼镜架多为手工镜架。对于手工镜架，往往文艺范浓重，或凸显沉稳、贵气，收藏价值大于使用价值，一些使用贵重木材或全角质款式的手工镜架往往价格不菲，且有易受潮变形、易开裂等问题，需要定期做专业的保养，所以市面上并不常见。

　　再者，按照镜架的款式可分为全框、半框、无框眼镜。① 全框眼镜作为常见的款式适用于大多数配镜人群，但样式上中规中矩。② 半框眼镜即镜圈只有一半，另一半由透明拉丝固定，同样较为常见，但半框眼镜对镜片的厚度有要求，度数太小、镜片太薄则不易加工，镜片太厚则影响美观，且由于半框眼镜下半部分镜片无镜框保护，镜片容易崩边。③ 无框眼镜即没有镜圈，靠在镜片上打孔使用螺钉或螺栓固定镜片，这种固定方式外观新颖、美观、典雅，备受商务人士青睐。但无框眼镜缺点也很多，比如因为没有镜圈，所以光线可以通过镜片的侧面入射到镜片中，造成光学干扰，易引起不适，其次无框眼镜毕竟没有镜圈，结构并不是很牢固，容易损坏，有时需要使用高硬度镜片，如PC片，且部分款式经常松动，所以对散光轴位变化敏感者不宜使用无框眼镜，镜片太薄或太厚也都不易制作打孔眼镜。

最后，根据自身脸型、瞳距选择大小合适的镜架也十分重要。比如说脸型较小，瞳距较小的患者就不宜选择尺寸过大的眼镜架。高度近视患者同样不宜选择过大的镜架，一者高度近视镜片中心较薄边缘很厚，所以使用大尺寸镜架并不美观；其次，过大的镜架可能产生视觉上的不适，其原因是镜圈的几何中心水平距离（即框心距）远大于患者远用瞳距，其框心距与患者瞳距并不匹配，同样会造成佩戴不适。由于加工制作的原因，高度远视患者同样不适合选择尺寸过大的眼镜架，建议选择框心距与瞳距相近的镜架为最佳。

第46问　怎样保养眼镜？

首先，眼镜片能不擦就不擦。眼镜布不是用来擦镜片的，眼镜布的作用只是在收纳眼镜入眼镜盒的时候，包住眼镜，以免因为眼镜在镜盒内晃动而划伤镜片。清洗镜片应该使用专业的清洗剂或经稀释的洗洁精，使用凉水或温水清洗，但尽量不使用肥皂，以免腐蚀镜片的膜层；也不要使用热水清洗，因为大部分眼镜的表面膜层是不耐高温的。在清洗完毕后，对于质量较好的镜片在清洗后是很难挂住水渍的，镜片上的水珠会自行脱落，不需擦拭，只需要擦拭镜架即可。而即便是质量一般的眼镜片，在清洗后镜片上也仅会留存少量的水珠或水痕，可以轻轻甩掉水珠或用纸巾吸除水珠，注意是用纸巾贴合在镜片上吸掉水珠或水渍而非擦拭，这才是对镜片最恰当的护理方式。

再有就是对镜架的保养，摘取眼镜时要用双手握住挂耳从脸颊的正面摘取，尽量避免单手将眼镜取下，因为单手摘取眼镜时，镜架左右受力不一致，容易导致镜架变形，这一点对无框眼镜尤其重要。此外，对于大部分金属镜架，在洗浴、海水浴或激烈运动后，镜架受到水分、盐水的侵蚀，要迅速擦拭干净，以防止生锈或漆层被腐蚀。而对于木质或动物角质镜架（如水牛角、玳瑁甲等），应避免持续在过于干燥或过于潮湿的环境使用。而贵重的眼镜架，如K金、玳瑁甲等镜架，建议定期到专业的眼镜机构进行保养。

对于太阳镜，很多使用者经常会随手将太阳镜放在车内保管，但在炎炎夏日，这种保存方式往往会对太阳镜造成严重损害。车内的高温可能会使镜片表面的膜层爆裂，我们称"爆膜"。膜层损坏后的太阳镜不建议继续使用，一是膜层损害后会导致戴太阳镜视物不清，二是太阳镜防护紫外线的功能主要在于膜层，膜层一旦损坏，太阳镜隔绝紫外线的功效便大打折扣，而佩戴太阳镜会使瞳孔增大，这样一来如果膜层失效，紫外线肆无忌惮入眼，相当于城门大开更方便紫外线侵入，所以，膜层损坏的太阳镜戴了不如不戴。同理，劣质的太阳镜戴了也不如不戴。

第47问　为什么不要戴别人的眼镜？

眼镜是根据不同的验光结果配出的，如果随便借戴别人的眼镜，由于眼睛的屈光度与所戴眼镜的度数不匹配，平行光线进入眼睛以后，仍然不能在视网膜上形成清晰的像，因而戴镜后视力提高程度不尽如人意，或勉强能提高视力，但眼睛十分疲劳，严重时会使近视眼的度数加深过快。有些患者说，如果我们两个人的屈光度一致，能否互相借用呢？屈光度一致时还要注意瞳孔距离是否一致，因为镜片的光学特性，只有人眼瞳孔中心位置与镜片光学中心大致重合时，视物才最清晰、舒适。如果两个人的瞳孔距离不一样，互相借戴，照样不会合适，也会出现眼睛的疲劳。另外，即便相同的度数、相同的瞳孔距离也不建议相互借戴眼镜，因为镜架不同，镜架的尺寸、镜片到眼睛的距离、镜片的材质、透光率等仍然不同，互相借戴后仍然会产生不适。因此，只要有屈光不正，不管是哪一种类型都要验光，验配一副适合自己的眼镜，千万不要借用别人的眼镜。

第48问　为什么青少年不能做激光近视手术？

因为未成年人随着年龄的增长，近视度数还会出现不同程度的增高，所以如果此时做近视手术，虽然手术完全矫正了近视，但是由于近视度数未定型，术后眼轴进一步延长，视力可能会再次发生下降。那再近视再做手术不就好了？答案是否定的，激光近视手术是一种角膜屈光手术，是通过手术器械和激光对角膜进行切削，相当于把镜片刻在了角膜上，会使角膜厚度变薄，且变薄的位置不可再生，度数越高切削下的厚度就越大。所以，角膜厚度有限，是不支持多次手术的。如在视觉系统发育期内手术，手术后眼睛度数会由于发育而改变，但角膜未必还存有支持二次手术的厚度。角膜屈光手术就好比我们装修房子，在墙上掏出个柜子出来，我们先要评估这面墙能不能掏，是不是承重墙，不是承重墙的话，掏完柜子墙会不会倒塌、开裂等，通过评估觉得可以掏了，掏一次就好，掏过一次觉得不够用，柜子不够深，再掏一次的时候，就要多加小心了。

第49问　近视激光手术后是不是不会再近视了？

角膜激光手术治疗近视要求必须是18岁以上的成年人，且2年以内眼睛的屈光度是稳定的。传统观点认为成年后的近视度数比较稳定，但实际情况并非如此。18岁以后近视度数还在增加的人并不在少数，这跟长时间、近距离的高强度用眼有关。因此，对于以近距离用眼工作为主的人来说，角膜激光手术后1～2个月内，应减少近距离用眼时间，并按医嘱点药。这不仅可避免眼部疲劳、酸痛等不适，而且有利于眼睛的恢复。对于术后较久的近视者，仍然要注意用眼卫生，尤其是长时间看电脑和伏案工作者，建议遵循"20-20-20"法则，如果没有节制地用眼则可能导致再近视，引起角膜激光手术后视力的回退。

第50问　什么人群可以做近视眼手术？

目前比较主流的近视眼手术有三大类：角膜屈光手术、眼内屈光手术、巩膜屈光手术。三种不同类型的手术由于手术原理不同、手术部位不同，手术条件亦不相同，因此适宜人群也不尽相同。

角膜屈光手术是大家最为熟悉的一种手术方式。简单地说是在角膜上印一个眼镜的度数。虽然现在近视激光手术已经很普遍了，但仍不是人人都适合做，一般而言需要符合以下要求：

（1）患者本人有强烈的摘镜需求；

（2）年满18周岁以上；

（3）近2年眼睛度数稳定，以近视为例每年增长近视度数不超过50度；

（4）近视在1200度以下，远视600度以下，散光在500度以内；

（5）角膜厚度足够厚；

（6）眼睛检查无活动性眼病。另外戴角膜接触镜者：软镜应停戴2周以上，硬镜应停戴4周以上，角膜塑形镜应停戴1～3个月或3个月以上。满足以上条件就可以找专业眼科医师评估准备手术了。

眼内屈光手术就是将一片带有度数的镜片植入到眼内从而实现摘镜目的，它的优点是不破坏角膜组织，如果觉得不满意可以取出来，如果说角膜屈光手术是做"减法"，那么眼内屈光手术就是做"加法"，对于无法实行角膜屈光手术的患者可以考虑眼内屈光手术。但价格较角膜屈光手术昂贵。

巩膜屈光手术与前两者不同，巩膜屈光手术主要用于病理性近视患者，由于其适用范围小、手术难度大、风险较前两者高等原因，得由专业的医师进行评估后再判断是否适合手术。

总之，想做近视手术的人需找医师进行评估，医师会根据患者眼部条件和经济条件挑选合适的术式进行治疗。

第二节　干眼、视疲劳

第51问　什么是干眼？有哪些症状？

干眼，又称干眼症、干燥症、干眼病及干眼综合征等。它是一种由多因素引起的慢性眼表疾病，主要是由于泪液的质、量及泪液流体动力学异常导致的泪膜不稳定和(或)眼表微环境失衡，可伴有眼表炎性反应、组织损伤及神经异常，造成眼部多种不适症状和（或）视功能障碍。主要的症状表现为：眼部干涩、异物感、灼热感、痒感、畏光、眼胀、视疲劳、视物模糊、眼红及难以耐受烟雾、在有刺激性气味的空间和空调环境里出现的难以名状的不适等。

第52问　干眼常见的发病因素及危险因素有哪些？

（1）环境因素　空气污染、光污染、高海拔、低湿度及强风力等。年龄越大，泪液分泌功能越低，患干眼的概率越高。

（2）生活饮食习惯因素　如户外活动少、熬夜、睡眠不足、吸烟、酗酒、过强或过暗的光线下看书、长时间面对电子终端屏幕、长期佩戴隐形眼镜、长时间驾车、经常眼部化妆及过食辛辣刺激食物等。

（3）眼局部因素　过敏性结膜眼、眼部长期用药（如青光眼患者）、眼部受过外伤或眼科手术史（近视激光手术）等。

（4）全身疾病因素　全身免疫性及内分泌系统性疾病，如甲状腺功能异常、糖尿病、痛风、更年期后的女性、系统性红斑狼疮、风湿病、干燥综合征等及焦虑、抑郁等情绪也会导致干眼。长期服用抗抑郁药物、抗精神病药物、激素及全身化疗药物等人群也易致干眼。

第53问　得了干眼该怎么办？

得了干眼可按照以下几个原则来应对。

1.寻找导致干眼的原因

如果有明确的病因，则应对症治疗，同时查找自身的生活饮食习惯，如果有不良的生活习惯，如熬夜、过度使用电子产品、长时间戴角膜接触镜等，一旦出现干眼症状，马上调整生活饮食习惯，首先做好自我保健工作。养成良好的生活习惯，坚持治疗。

2.要重视干眼，治疗要趁早

轻度干眼表现为干涩不适，早期通过休息症状易缓解而被忽视；严重者可发生角结膜病变，影响其视力和生活质量，甚至会引起心身疾病，因此诊断干眼时要引起重视。轻度的干眼比较好治疗，早期的自我保健和人工泪液的补充都能起到很好的效果，如果能够尽早采用中医的外治疗法进行干预则能起到事半功倍的效果。一旦发展为中度或重度干眼，治疗就比较棘手，治疗难度较大，且治疗的病程较长，疗效也会降低，往往只能缓解症状而不能完全治愈。因此建议干眼患者在轻、中度时尽早采取多种治疗手段积极治疗。

3.重视干眼的自我保健和眼部保养

干眼的治疗也是三分治七分养，采用中医外治疗法或人工泪液干预的同时，自我的保健要同时进行，即使中重度的干眼患者通过治疗缓解后眼部的保养也很重要，如果不进行治疗后的保养康复，干眼很快会反复发作。因此建议干眼患者一定要注意干眼的自我保健和愈后的调护。

第54问　干眼能治好吗？

这是很多干眼患者经常苦恼的一个问题，干眼能不能治好取决于干眼的严重程度、干眼患者的年龄及是否存在全身疾病。一般而言干眼症状较轻，年龄在50岁以下，没有全身疾病的轻中度干眼患者都能治好。干眼患者经过治疗后症状消失了，能适应正常的工作和生活了，我们就说干眼治好了，但很多人又很困惑为什么干眼总是反复发作？当今社会，工作压力大，生活节奏快，电子产品多等生活和环境因素的影响，干眼治好了以后，容易再犯，就如同感冒一样，经过治疗后感冒症状消失后我们就说感冒治好了，但谁敢说一辈子再也不得感冒了？因此干眼也是一样的，干眼治好了以后，一定要注意自我保健，尤其是中、重度患者治疗时间要长，定期保养的时间也要长，防止干眼再犯。

第55问　干眼的中医治疗方法有哪些？

中医治疗干眼以改善干眼症状为主，对不同类型的干眼均有一定疗效。

（1）中药治疗　中药汤剂的辨证调理，口服中成药，可选用补益肝肾、疏肝健脾类的中成药，如障眼明胶囊、逍遥丸等。

（2）针灸治疗　通过刺激眼周的穴位来调节眼周的气血，达到刺激泪液分泌的目的，并能改善人体对辐辏功能不足的耐受力。适宜大部分的干眼患者。

（3）揿针疗法　利用揿针持续刺激穴位的作用促进眼周及眼部血液循环，缓解肌肉痉挛，调节眼部的气血，改善局部循环，从而达到促进泪液分泌，改善眼部症状的目的。适宜害怕针灸治疗的患者。

（4）雷火灸　具有药力峻、火力猛、灸疗面广、渗透力强的特点，配合局部的按摩能很好地缓解眼部的疲劳，改善局部的循环，提高视力，增强泪腺分泌功能的作用。

（5）中药熏蒸疗法　采用滋阴生津的中药熏蒸，具有扩张血管、改善局部血液循环、促进局部代谢和刺激泪腺分泌泪液的作用。

（6）雾化　通过压缩雾化的方式将眼药水表面的张力破坏，使之变成微小的雾滴，增加眼表面对药物的吸收，改善眼表的功能而达到治疗干眼的目的。

（7）眼部按摩刮痧术　通过局部的按摩刮痧，可以疏通经络，改善局部的血液循环，缓解疲劳，减轻眼干的不适症状。

（8）离子导入疗法　通过离子导入对症的药物，同时加热治疗可以改善眼部睑板腺的功能，促进油脂的分泌，修复眼表，达到控制和治疗干眼的目的。

（9）睑板腺的清洁按摩　通过热敷，清洁睑板腺，并进行睑板及眼部的按摩，达到促进睑板腺脂质层的分泌，防止泪液蒸发过强的目的，起到保护泪液改善症状的作用。

第56问 干眼患者如何选择中医治疗方法？

干眼患者首先根据自己的干眼症状、对工作生活影响的程度及是否出现全身疾病等因素来判断自己干眼的程度。一般而言：有干眼的症状，通过休息或局部点用人工泪液后可以缓解，不影响日常生活及工作的为轻度干眼；干眼症状比较明显，休息或点人工泪液后不缓解，轻度影响日常生活及工作，但没有全身不适及睡眠、焦虑等症状的为中度干眼；干眼症状十分严重，严重影响日常的生活及工作，甚至不能工作，出现睡眠障碍、焦虑等心身疾病的为重度干眼。

根据干眼的轻、中、重程度，干眼患者可以选择不同的中医治疗方法：

（1）轻度干眼　可以采用眼部的按摩刮痧或者定期对睑板腺的清洁按摩进行保养，防止发展成为中、重度干眼。

（2）中度干眼　可以根据眼部情况，完善干眼的相关检查，在医师的指导下制订个体化的治疗方案：比如有明显的炎症表现及睑板腺功能障碍者可早期以修复眼表功能的雾化、理疗、睑板腺按摩为主；后期以刺激泪液分泌为主，可选针灸、揿针、中药熏蒸疗法、雷火灸；如果炎症不明显，早期以改善眼部干涩症状的中药熏蒸、离子导入疗法为主，后期以刺激泪液分泌为主选用针灸、揿针、雷火灸等。

中度的干眼患者建议两种或三种以上治疗方法联合治疗，10天为一个疗程，治疗1～3个疗程，且疗程结束后配合眼部的保健，如定期的睑板腺清洁按摩，眼部按摩刮痧，及间断的针灸、揿针、中药熏蒸、雷火灸等治疗以防止干眼的反复发作及加重。

（3）重度干眼　建议连续治疗，根据眼部情况及全身症状辨证选用中药调理配合中医外治疗法的内外同治的治疗方案，外治方案可参考中度干眼的治疗方案，但要强调治疗的连续性和长期性，联合采用针灸、中药熏蒸及雷火灸治疗，治疗至少3个疗程以上，且干眼症状好转后建议后期持续间断治疗，每周1～2次的治疗以防止干眼的反复发作。

总结：干眼早期因通过点药和休息能够得到缓解而易被忽略，一旦就诊常常是中度到重度干眼，因此治疗难度较大。建议一旦诊断为干眼就要及时改变日常的生活饮食习惯，注重自我的保健以防止干眼的进一步加重。干眼不是一天形成的，因此其治疗也需要长期配合才能达到一个良好的效果，在医师的诊断下制订一个个性化的治疗方法，坚持治疗将会得到不错的疗效。

第57问　什么是视疲劳？视疲劳有哪些临床表现？

视疲劳是由于用眼超过自身负荷后出现视觉障碍、眼部不适或伴有全身症状等以至不能正常进行视作业的一组症候群。主要的临床表现有：

（1）视觉障碍　视物不能持久，久则出现视物模糊或重影，平日喜眯眼视物。昏花、眼胀及头痛，甚则复视。

（2）眼部不适　自觉眼部疲倦、眼胀、眼痛、眼干、眼烧灼感、流泪、眼痒、眼异物感甚至眼眶疼痛。眼部灼热、发痒、干涩不适及胀痛。眼底检查无异常或黄斑中心凹反光弥散，验光常有散光。

（3）全身症状　易疲劳、头昏、反射性头痛、头晕，记忆力减退，严重时甚至恶心、呕吐，并出现焦虑、烦躁或其他类似神经衰弱、神经官能症等症状。

第58问　如何判断视疲劳程度？视疲劳的高危人群有哪些?

（1）轻度　用眼1小时后出现眼部酸、胀、痛等症状，休息后很快恢复，对学习和工作无明显影响。

（2）中度　用眼30分钟后有明显的眼部症状，影响学习和工作。

（3）重度　一般用眼5～10分钟就出现眼部症状，无法坚持用眼。除此之外，尚有记忆力减退、失眠等全身不适，严重影响学习、工作和生活。

视疲劳的高危人群：屈光不正（近视、远视、散光）没有矫正者；调节功能异常者；干眼患者；眼部长期用药、长期佩戴隐形眼镜、长时间面对荧光屏者；眼部外伤史和激光手术史者；长期不良的生活习惯者，如熬夜、酗酒、过强或过暗的光线下看书、抽烟、过食辛辣刺激食物者等。

第59问　中医治疗视疲劳的方法及治疗建议有哪些?

1.治疗方法

（1）中药治疗　中药汤剂的辨证调理，或补益肝肾、疏肝健脾类的中成药口服，如杞明胶囊、逍遥丸等。

（2）针灸治疗　通过刺激眼周的穴位来调节眼周的气血，起到缓解眼部疲劳，刺激泪液分泌的作用，并能改善人体对辐辏功能不足的耐受力。适宜大部分的视疲劳患者。

（3）揿针　利用揿针持续刺激穴位的作用促进眼周及眼部血液循环，缓解肌肉痉挛，调节眼部的气血，缓解视疲劳症状。适宜害怕针灸治疗的患者。

（4）雷火灸疗法　雷火灸以药力峻、火力猛、灸疗面广、渗透力强为特点，能很好地缓解眼部的疲劳，改善局部的循环，提高视力，同时增加泪腺分泌。本法适用于中度及重度视疲劳患者。

（5）中药熏蒸疗法　采用滋阴生津及辨证选用的中药进行局部的熏蒸，具有扩张血管，改善局部血液循环，促进局部代谢，从而缓解眼部疲劳的作用。本法适用于轻度及中度视疲劳患者。

（6）眼部按摩刮痧疗法　通过局部的按摩刮痧，可以疏通经络，改善局部的循环，缓解疲劳，提高视力。本法适用于轻度及中度视疲劳患者。

（7）雾化疗法　通过压缩雾化的方式将眼药水表面的张力破坏，使之变成微小的雾滴，增加眼表面对药物的吸收，改善眼表的功能而达到缓解视疲劳的作用。本法适用于有眼部炎症或眼部手术后视疲劳患者。

以上的中医内外治法可在医师的指导下采用个体化的治疗方案，从而达到最佳的临床治疗效果。

2.治疗建议

轻度视疲劳往往因为症状不明显，通过点药和休息能够得到缓解而被忽略，一旦就诊常常是中度到重度视疲劳，因此治疗难度较大，通常建议多种治疗手段联合治疗，常规联合针灸、中药熏蒸和雷火灸，10天为一个疗程，建议进行1～3个疗程的治疗，对惧怕针灸的患者可以中药熏蒸联合雷火灸疗法及揿针治疗，治疗无痛苦，往往能达到缓解疲劳的效果。如果能在轻度时进行干预治疗，往往会取得事半功倍的效果。因此呼吁如果出现轻度及中度的视疲劳症状尽早治疗，此外中度及重度患者即使治疗明显缓解也建议长期保健治疗，可以自行眼部按摩刮痧以防止再度发生重度视疲劳症状。

第60问　干眼、视疲劳的自我保健方法有哪些?

（1）科学用眼，避免长时间看书看报，看电视、电脑等，减少面对电子产品等的时间。如需长时间用电脑时采用"20-20-20"法则：看20分钟电脑看20尺（约6米）远处的物体休息20秒。

（2）饮食上以清淡饮食为主，平时可多吃胡萝卜、菠菜、玉米等富含维生素A及绿叶类的食物。戒烟戒酒，避免过食辛辣刺激的食物。

（3）定期验光，及时更换眼镜，防止视疲劳的发生；尽量减少佩戴隐形眼镜的时间（常规建议每天不超过6～8小时）等。

（4）生活上保持规律的作息，避免熬夜，晚上宜于11点前睡觉。

（5）多做眼保健操，有条件的可以采用中医的外治疗法（如眼部按摩刮痧术、中药熏蒸、雷火灸等）积极进行日常保健。

第三节　白内障

第61问　什么是白内障？白内障有哪些症状？

白内障是一种由多种原因引起的晶状体由透明变为混浊的眼病。白内障的主要症状有：进行性、无痛性的视力下降、视物模糊、发白、眼前阴影、对光敏感、畏光、觉得眼镜度数变化而要求更换眼镜、阅读时需要强的光线、夜晚视力差、出现单眼复视、近视加深、对色彩敏感度减退等症状。

第62问　发生白内障的常见病因有哪些？

常见原因有：年龄增长、遗传因素、代谢异常（如糖尿病等）、紫外线照射、眼外伤、中毒、营养不良、眼内某些炎症性疾病，其中最多见的是年龄增长导致的老年性白内障。

第63问　白内障有哪些危害？

（1）致盲　白内障是我国第一位致盲眼病，在致盲眼病中占47%。

（2）发病率高　50～60岁，发病率为60%～70%，70岁以上人群发病率为80%，80岁以上的人群中95%以上都有不同程度的白内障。

（3）易发生并发症　早期患者只感觉眼前雾视，没有其他明显不适。中晚期如果发现不及时会产生很多严重的并发症，常见的是青光眼。此时患者出现眼红、眼痛伴头痛等症状，视力急剧下降甚至失去光感，若得不到及时治疗，将对视神经造成永久性损害，即使再行白内障手术也无法挽救视力。同时因为白内障的存在还容易掩盖其他眼底疾病，以致延误对其他眼底疾病的治疗，因此50岁以上的老年人应定期去正规医院检查，防止白内障及其并发症的发生。

第64问　中医防治白内障的方法有哪些？哪些人群可以选用中医方法进行防治？

1.中医防治白内障的方法

（1）中药治疗　中药汤剂辨证调理或口服一些补益肝肾类的中成药：

障眼明胶囊、复明片、金匮肾气丸等。

（2）针灸　通过刺激眼周的穴位可以改善眼部的血液循环，增强眼部组织的代谢功能，防止白内障的发生和延缓白内障的发展。

（3）眼部按摩刮痧疗法　通过眼周及头面部的按摩刮痧，改善眼周的循环，增强代谢，防止白内障的发生和发展。

（4）雷火灸　利用药物燃烧时产生的热力、红外线辐射力和药化因子、物理因子通过脉络和腧穴的循经感传共同达到温通经络、调节人体功能，增加眼部代谢，延缓白内障的发展。

（5）中药熏蒸疗法　通过中药的熏蒸可以缓解眼部的疲劳，改善眼部的血液循环，增加代谢，起到延缓白内障发展的作用。

2.可以选用中医方法进行防治的人群

（1）早期白内障患者　通过中医干预延缓白内障的发展进程。

（2）惧怕手术的中老年白内障患者　通过中医治疗，提高视力，延缓白内障的发展进程。

（3）因为特殊原因不能进行手术的患者　通过中医治疗，增强视力，提高生活质量，延缓白内障的发展进程。

第65问　白内障患者如何自我保健?

（1）调整饮食结构，以清淡饮食为主，在饮食上预防白内障要做到限制热量的摄入，多喝水，少吃盐，多吃胡萝卜、地瓜、南瓜、菠菜等；膳食中摄入 β-胡萝卜素和其他类胡萝卜素及富含维生素A的食物可降低患白内障的风险；少吃油炸食品以及人造脂肪、人造黄油、动物脂肪、全脂奶粉、奶油、奶酪、冰淇淋等含乳糖丰富的乳制品。

（2）可佩戴防紫外线的太阳镜，防止紫外线对晶状体的伤害而加速白内障的形成。

（3）糖尿病患者要控制好血糖，同时也可应用抗代谢及抗氧化的眼药水来延缓白内障的发展，白内障发展到一定程度影响到生活质量则建议手术治疗。

（4）早期白内障患者，或惧怕手术的患者，可以进行中药汤剂辨证调理，配合中医外治疗法，如针灸、眼部按摩、刮痧、雷火灸、中药熏蒸等，改善眼部的血液循环，增强眼部组织的代谢功能，提高视力，延缓白内障的进展。

第四节　青光眼

第66问　什么是青光眼？青光眼有哪些症状？

青光眼是一组以视力下降、视野缺损及视神经萎缩为特征的疾病，病理性眼压升高、视神经供血不足是其发病的危险因素。视神经对压力损害的耐受性也与青光眼的发生发展有关。当眼内压改变超过了眼内组织所能承受的范围，造成视神经的损伤，出现相应的视力及视野的损害甚至失明即为青光眼。

慢性闭角型及开角型青光眼患者早期自觉症状不明显，有的患者一直没有自觉症状，有些表现为轻度的眼胀、头痛，轻微的视物模糊，容易与血管神经性头痛、视疲劳相混淆；有的患者有阵发性眼胀、偏头痛、眼眶周围疼痛、阅读困难等；有的间断出现"虹视"现象，即看灯光时周围笼罩一圈七彩光晕，如彩虹一般，一般休息后可缓解，但劳累后、光线暗淡时常反复发作。早期发作间歇时间较长，症状持续时间短，多次发作后，发作间隔缩短，持续时间延长。随着发作次数增加，病情逐渐进展，最终导致视力下降，视野严重缺损。这些症状的隐匿性、缺乏特异性是患者很难早期发现疾病和就诊的原因，因此提醒有青光眼高危因素的人群应该早期筛查，定期复诊。

急性闭角型青光眼的急性发作期症状表现为：眼疼、虹视、雾视、视力急性下降甚至仅存光感、眼球触之坚硬，伴有全身症状如头痛、恶心、呕吐等，甚至有发热、汗出、腹痛、腹泻等，常常因为伴随症状缺乏特异性导致患者误以为神经系统或者消化系统疾病而延误治疗，因此需要高度警惕。

先天性青光眼如果在3岁以前发病，典型的症状为畏光、流泪和眼睑痉挛，家长同时可观察到患儿的眼球增大、角膜增大并且呈雾状混浊。如果是3岁以后发病，则没有上述症状和眼球增大的表现，可表现为短期内近视进行性增长。以上情况也需要引起家长们的密切关注。

第67问　青光眼都有哪些种类？

青光眼主要分为原发性、继发性、先天性和混合性青光眼。原发性青光眼又分为原发性闭角型和原发性开角型青光眼，其中原发性闭角型青光眼根据发病的快慢又分为急性和慢性闭角型青光眼（表1）。继发性青光眼是指由于后天的因素比如外伤、炎症等原因造成的青光眼。 混合性青光眼是指两种或两种以上原发性青光眼、继发性青光眼或原发性与继发性青光眼合并存在。先天性青光眼一般是指出生以后发生的尤其是3岁以内发生的青光眼。

表1　原发性青光眼的分类及临床表现

分类		临床表现
闭角型青光眼	急性	发病突然，剧烈眼痛、视力急剧下降，有时伴有恶心、呕吐
	慢性	慢性发病，虹视，轻微眼痛，视野损害，视力下降
开角型青光眼		各个年龄均可发病，症状不明显，视野缺损
先天性青光眼		3岁以前发病 畏光、流泪和眼睑痉挛、眼球增大、角膜增大并且呈雾状混浊

第68问　青光眼有怎样的危害？

根据世界卫生组织的数据，青光眼已成为世界第一位不可逆的致盲性眼病。致病的特点表现为致盲性和不可逆性。因为青光眼是一种进行性视神经损伤疾病，患者在早期无明显症状，视力在不知不觉中逐渐丧失，且损伤是不可逆的，因此被称为"光明的小偷"。全球有青光眼患者6700万，其中有近十分之一的患者最终因青光眼而失明。中国的患病率为千分之五，到2020年，中国的青光眼患者约2100万，致盲人数500余万，因此我们要高度重视，积极预防和控制青光眼的发生发展。

第69问　哪些人容易得青光眼？

（1）有青光眼家族史者，青光眼有遗传倾向，直系亲属中有青光眼患者的人群容易得青光眼。

（2）年龄在40岁以上的人群，尤其是老年女性，随着年龄增长发病概率增加。在40岁以上的人群中，每100人就有3人患有青光眼；在80岁以上的人群中，每10人就有1人患有青光眼。

（3）患高度近视、糖尿病、高血压、视网膜静脉阻塞等疾病的人群容易出现继发性青光眼。

（4）眼外伤史及性情急躁或忧郁的人群容易得青光眼。

第70问　什么是视野？什么是眼压？眼压高就是青光眼吗？

视野是指眼睛向前看，头和眼睛不动时，眼睛盯着前方某一物体时，余光所看到的部分，也就是视物的范围。当视野变小或有缺损时，我们的生活会受到影响，比如过马路时看不到两侧的车辆，下楼梯时看不到楼梯等。青光眼患者早期的视野损伤不易被察觉，一旦发现视野明显损害，一般青光眼已是中晚期了，因此青光眼患者要定期查视野。

眼压是指眼球内容物作用于眼球壁的压力，又称为眼内压，眼睛要保持正常的形态就需要眼压保持在一定的范围之内，一般情况下，眼压的正常值为10～21mmHg。眼压和血压一样，不是固定不变的，一天内眼压会有波动，但是一天内眼压的波动不能超过8mmHg，双眼的眼压差不能超过5mmHg。

眼压升高大于21mmHg，但视力、视野和视神经都没有明显的损害，医学上称之为"高眼压症"而不是青光眼。相反眼压在正常范围之内，但视力、视野及视神经都有损害也会诊断为"青光眼"，由此可见眼压和青光眼有关系，但特异性不高，是否诊断为青光眼关键是看眼压是否对视神经造成了损伤而引起了视力和视野的损伤。因此当眼压升高时我们要及时检查视力、视野及视神经的情况来判断是否为青光眼，必要时查24小时眼压的波动。

第71问　青光眼患者为什么要定期复查随访？随访的原则有哪些？

（1）多数青光眼患者的病程缓慢，当青光眼病情进展，眼压升高时，患者也感觉不到任何痛苦。如果不进行长期的定期随诊复查，患者可能会慢慢损失有用的视功能。

（2）一部分青光眼患者即使采取了治疗措施，但不一定能满意地控制眼压。定期随诊复查可以发现这种情况，及时调整治疗方案。

（3）各种青光眼的治疗可能会有副作用和并发症，如果不进行随诊复查，这些副作用和并发症将会对青光眼患者造成伤害。

（4）即使青光眼患者经过治疗后眼压正常，但视功能还有可能会继续损害，及时复查会早期发现异常从而调整治疗方案，避免视神经损伤继续发生。

（5）青光眼是一种慢性病，需要长期用药，患者的依从性会降低，通过定期的随访，医师的叮嘱会提高患者的依从性，配合治疗，将视神经的损害降到最低。所以提醒青光眼患者一定不要嫌麻烦，为了眼睛的光明一定要及时复查随访。

青光眼的随访原则应该遵循"一不，二要，三定期"的原则，即"一不"：不要凭自我感觉用药，或凭感觉自行停药。"二要"：要定期使用降眼压药物；要密切关注疾病进展。"三定期"：定期查眼压，至少2周左右查一次；定期查眼底,3个月到半年查一次；定期查视野和视神经，半年到一年查一次。如果病情有变化则遵照医嘱执行。

第72问　针灸能降眼压吗？哪些青光眼患者可以选择中医治疗？

针灸对眼压有双向调节的机制，针灸既能降低眼压，也能提高眼压，针灸的作用主要是调节眼压的变化、稳定24小时眼压的变化，调节眼部的气血，使眼压向正常的状态靠近，同时提高视神经对眼压的耐受力，减少对视神经的损伤。

以下三类人群可选择中医治疗：

（1）青光眼的高危人群和高眼压症人群。可选择中药汤剂进行辨证施治和针灸进行预防干预，改善眼部不适症状，防止青光眼的发生发展。

（2）正常眼压青光眼或不符合青光眼手术适应证的人群，可选择中医治疗辅助稳定眼压，提高视神经损失的耐受力。

（3）青光眼手术后康复期或晚期青光眼患者，可选择中医治疗维持或延缓青光眼病情的发生发展。

第73问　中医治疗青光眼的方法有哪些？

西医治疗青光眼的方法有：药物、激光和手术治疗。在眼压稳定后可采用中医的方法进行治疗以防止青光眼损害的进展。

中医治疗青光眼的方法主要有：

（1）中药治疗　中药内服辨证调理或口服补益肝肾、养阴生津的中成药（如复明片等）。

（2）针灸　针灸治疗青光眼的机制主要表现在三方面：① 辅助降低

眼压和平稳24小时眼压波动；② 改善眼部血液循环，增加眼的供血流量，帮助稳定和提高视力；③ 刺激视神经兴奋的传导，改善视神经的功能，提高视神经对损伤的耐受力。

（3）揿针疗法　揿针可作为害怕针灸人群的替代治疗方法，也可以作为不便经常前往医院人群的辅助治疗。

（4）眼部按摩刮痧术　通过对眼周穴位的按摩，可改善眼部的循环，增加眼底视神经的血供，预防和防治青光眼的发生和发展。

第74问　哪些青光眼容易导致失明？

青光眼是最常见的致盲眼病之一，但可防可控，如果足够重视则可避免失明，但以下常见原因可导致失明：

（1）开角型青光眼及一部分慢性闭角型青光眼，因为没有任何症状，患者也不知道自己眼睛患病，一旦发现已是晚期或已失明。

（2）患者不听医师劝告，不信任医师，不愿做任何检查，将最好的治疗时机错过，从而导致失明。

（3）对青光眼的危害性认识不足，对自己的疾病不重视。有些人只是拼命工作，从不看病，直到感觉视野缩小，才到医院诊治。这时往往已是极晚期，一只眼视力白白丢掉。

（4）不能按时用降眼压药，有症状时就点药，没有症状时就不点药，从不测量眼压，也不知自己点药后眼压控制得怎样，不合理的用药耽误了治疗。

（5）恐惧手术，对医师劝告听不进去，对手术一拖再拖，直到晚期失去最佳治疗时机。

（6）有些手术后的患者，因症状消失，便以为青光眼已完全治愈，忽略追踪观察、定期监测，从而导致失明。

（7）有些患者手术后只注意观察眼压，而不检查视野是否有改变。虽然眼压不高，但视神经长期处于慢性供血不足状态，从而造成视野进行性缩小，以致失明。

第75问　青光眼患者如何自我保健？

（1）保持良好的心态　很多青光眼患者错误地认为青光眼一定会失明，所以变得很焦虑，其实青光眼虽然可以致盲，但只要我们积极应对，定期随访，大部分青光眼是可防可控的。对待青光眼在战略上重视它，时刻关注它的变化，在战术上要藐视它。它其实就是只"纸老虎"，把它当成像高血压、糖尿病一样的慢性病对待就可以，时刻保持精神愉快，情绪稳定，尽量避免生气、忧虑、恐惧或失望等不良情绪。

（2）保持健康的生活方式　简单而言就是"吃得好，睡得香，大便通畅"。不要暴饮暴食，避免熬夜，在短时间内尽量不要饮用过多的饮料（茶、水、咖啡等），可以适当多食一些利水的食物，如赤豆、薏苡仁、冬瓜、丝瓜等；尽量不要在暗室停留过久，不要在暗光下阅读。除非得到医师允许，尽量不看电影，尽量不要穿高领、紧领及紧身衣服，不要束过紧腰带，劳逸结合。尽量避免视力、脑力及体力的过劳。

（3）定期随访　严格遵照医师的指导，按时滴用眼药，未经医师允许，尽量不要随意滴用或停用眼药水。记住复诊日期，准时到医院复查。

（4）看灯光时发现有彩色虹视圈，感觉眼痛，视物模糊或视力下降时，应立即到医院检查。

（5）积极采用中药的辨证调理和中医外治疗法对青光眼的症状进行调理，以防止青光眼病情的发展。另外青光眼是一种慢性疾病，必要时按医师建议进行激光治疗或者手术治疗。

第五节　糖尿病性视网膜病变

第76问　什么是糖尿病性视网膜病变？它的发生与什么有关？

糖尿病性视网膜病变是糖尿病导致的常见的眼部并发症之一，是我国成年人中重要的致盲性眼病之一。随着糖尿病病程的增长，出现糖尿病性视网膜病变的概率就会增大，轻则导致视网膜毛细血管出血，影响视力，重则发生视网膜脱离，导致视力丧失。

据统计，全球糖尿病患者中合并糖尿病性视网膜病变的发病率为34.6%，我国患病率为23%，1/4的人有明显视力障碍，致盲率8%～12%。糖尿病性视网膜病变的发生与哪些因素有关呢？据统计，糖尿病性视网膜病变的发生与性别、年龄大小并无关联；与全身情况，如高血压、肾病及血糖水平密切相关。同时还与发病时间关系密切，一般5年以下者发病率为28%以下，10年以上者达到45%以上，15年以上发病率约80%。因此糖尿病病程超过15年，血糖控制不好同时伴有高血压、高血脂及出现糖尿病肾病的人群要及时关注眼部健康，确诊为糖尿病的患者要定期检查眼底，做到早发现、早治疗。

第77问　糖尿病性视网膜病变有哪些临床表现？如何临床分期？

早期视力正常或轻度减退，随着病情的发展出现黄斑水肿时会有视物模糊、变形等症状，少量玻璃体积血时眼前可有黑影飘动，大量玻璃体积血时视力会突然下降到0.1以下；晚期可出现视网膜脱离、新生血管性青光眼等视力明显下降甚至失明。根据病变的严重程度，临床上将其分为非增生性糖尿病视网膜病变（NPDR）和增生性糖尿病视网膜病变（PDR）。

具体分期如表2所示。

表2　糖尿病性视网膜病变（DR）的分期及表现

DR分期		散瞳后检眼镜检查
NPDR	Ⅰ期	微血管瘤、小出血点
	Ⅱ期	出现硬性渗出
	Ⅲ期	出现棉絮状软性渗出
PDR	Ⅳ期	新生血管形成、玻璃体积血
	Ⅴ期	纤维血管增生、玻璃体机化
	Ⅵ期	牵拉性视网膜脱离、失明

注：以上Ⅰ～Ⅲ期为非增生性视网膜病变（NPDR），Ⅳ～Ⅵ期为增生性视网膜病变（PDR）。

第78问　糖尿病可引起哪些眼病？都有哪些危害？

糖尿病由于长期的高血糖对眼部的多个组织都有影响，常见的眼部并发症有：糖尿病性视网膜病变、白内障、眼球运动障碍（如麻痹性斜视等）、黄斑水肿、角膜上皮知觉减退、角膜上皮剥脱、暂时性屈光改变、视神经病变（如缺血性视神经病变）、视乳头水肿、开角型青光眼及继发新生血管性青光眼、玻璃体积血、增殖、牵拉性视网膜脱离等。

糖尿病性视网膜病变是糖尿病导致的严重并发症之一，据估计全球有9300万糖尿病视网膜病变患者，其中1700万为增生性，也就是晚期的糖尿病性视网膜病变。它已经成为导致20～64岁人群致盲的主要疾病。给个人、家庭和社会造成严重的经济和生活负担。所以糖尿病患者一定要密切关注眼部的健康，建议一旦确诊为糖尿病后，立即到眼科做一次全面的检查，以后在医师的指导下定期复查随访。

第79问　哪些人群可以选择中医治疗？中医如何防治糖尿病性视网膜病变？

1. 可以选择中医治疗的人群

（1）糖尿病病史5年以上未发生眼底病变者　可根据体质辨证选用药膳调理、中成药复方血栓通胶囊口服和针灸治疗，以改善眼底的供血，防止发生糖尿病性视网膜病变。

（2）非增殖性糖尿病性视网膜病变人群　可选用中药辨证调理或中成药复方血栓通胶囊口服，如有微血管瘤或少量出血者可用和血明目片口服促进眼底出血的吸收，同时应用针灸联合雷火灸治疗以加速眼部的循环，改善眼底的供血，以提高视力防止糖尿病性视网膜病变的进一步发展。

（3）手术后需要眼部康复的人群　可选用中药的辨证调理，中成药复方血栓通胶囊、复明片等口服，联合针灸、揿针、中药熏蒸、雷火灸等外治疗法以稳定和提高患者视力，改善生活质量。

2.中医防治糖尿病性视网膜病变方法

（1）针灸治疗　通过针刺眼周的穴位，加速局部的血液循环，使血管紧张度下降，增加缺血、缺氧区的血流量，改善眼底供血和改善机体微循环，提高视网膜的透氧性，防止糖尿病性视网膜病变的发生和发展。

（2）中药治疗　中药辨证调理和口服中成药（如复方血栓通胶囊、和血明目片等）。

（3）揿针　通过刺激眼周的穴位来调和阴阳、改善眼部的供血，提高视力，防止糖尿病性视网膜病变的发生和发展。

（4）中药熏蒸疗法　应用活血化瘀的中药进行眼部熏蒸，温热刺激使毛孔开放，血液循环增快，促进了皮肤和机体的新陈代谢，改善眼部的微循环，可以促进眼底出血的吸收，提高视力。

（5）雷火灸疗法　雷火灸具有药力峻猛、火力大、渗透强等特点，药物的作用配合局部按摩可有效温通经络，改善眼部的循环，提高视力。

第80问　糖尿病性视网膜病变患者如何自我保健？

（1）严格控制血糖　预防糖尿病视网膜病变的根本是积极治疗糖尿病，将血糖控制在理想的水平，在内科医师的指导下坚持服药或注射胰岛素，改善饮食结构，戒烟，适当运动，运动以有氧运动为主，避免体重超重。这些是防治糖尿病眼病发生的前提。

（2）控制血压　尽量将血压控制在正常范围，同时积极治疗高血脂。

（3）定期查眼底　建议确诊为糖尿病后立即到眼科做一次全面的检查。建议无糖尿病性视网膜病变患者1～2年查1次，轻度非增殖期视网膜病变患者1年查1次，中度非增殖期视网膜病变患者3～6个月查1次，重度非增殖期视网膜病变患者3个月查1次。做到早期发现，早期治疗。做过激光或手术治疗的患者应在医师的指导下定期随访。

（4）中医干预治疗　一旦确诊为糖尿病视网膜病变非增殖期建议早期采用中药调理或针灸、揿针、雷火灸等外治疗法进行干预，改善眼底循环，防止糖尿病视网膜病变进一步发展，如确诊为增殖期病变则宜进行激光或手术治疗。手术后也可以用中医的治疗手段进行康复治疗，并根据眼底情况按照医师的指导定期随访。

第六节　老年性黄斑变性

第81问　什么是老年性黄斑变性？如何分类？

老年性黄斑变性（ARMD）也称为年龄相关性黄斑变性，是一种发生于中老年人眼底黄斑部的退行性病变。常一眼先发病，最终双眼受累，被世界卫生组织认定为三大致盲性眼病之一。临床上分为干性和湿性两种。干性又称为萎缩性、非新生血管性，特点为黄斑病变过程中不伴有出血，表现为进行性视网膜色素上皮萎缩；湿性又称为渗出性、新生血管性，大多由干性黄斑变性进展而来，发病特点为病变过程中会出现血管增生和血液渗漏，从而严重影响视力；需要提示的是老年性黄斑变性具有双眼性及不可逆性的特点，常常一只眼先发病，另一眼正常或处于病变早期，几个月或几年后也发生同样病变。因此提醒老年朋友应该高度关注眼部情况，定期做眼部检查，做到早发现、早治疗，避免严重的视力损害。

第82问　老年性黄斑变性有哪些临床表现？如何自我测试？

干性黄斑变性临床表现为视力缓慢进行性下降，眼前出现黑点、轻度视物变形等；湿性黄斑变性临床表现为一眼突然发生视力下降，视物变形，眼前黑影（尤其是中央的黑影）等。教大家一个自我检测的方法：用一只手遮住一只眼，另一只眼注视远方景物，检查视力是否比以前下降，例如看有条栅格的窗框或其他有线条、四方格的器皿，是否有线条变弯、方格变小、变形等现象，另外还要注意眼前有无黑影遮挡。一旦自我测试发现视力有进行性下降、线条变弯、方格变形变小、眼前黑影等（图8）异常情况出现，就应及时到医院就诊。

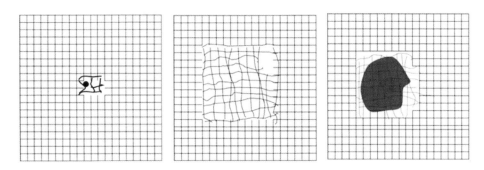

图8　表格中央变形、缺失、中间黑影

第83问　老年性黄斑变性的发病因素有哪些？

目前，它的具体病因还不明确，可能和以下因素有关：

（1）年龄　年龄越大发生的概率越高，在发达国家中，年龄相关性黄斑变性是造成50岁以上老年人失明的主要原因，因此建议50岁以上的人群常规进行眼底检查。

（2）遗传与人种　ARMD有遗传倾向，如果家人中有人患有黄斑变性，那么其近亲家属患病的概率比别人要高，因此有ARMD遗传史的人群可以提前做筛查，另外女性比男性更容易发生ARMD。

（3）黄斑慢性光损害　如高原环境，日照时间较长，太阳光直晒时间长等可致的ARMD风险增加。

（4）不良的生活饮食习惯　吸烟、肥胖、营养不良等。

（5）全身疾病　心血管疾病、代谢障碍、免疫或自身免疫性疾病、先天性缺陷等。

第84问　哪些人群可以选择中医治疗？中医如何防治老年性黄斑变性？

1.可以选用中医方法防治该病的人群

（1）年龄大于50岁，有黄斑变性家族史的人群，可以采用中药的辨证调理和针灸进行预防，防止发生病变。

（2）已经诊断为干性黄斑变性的人群和湿性黄斑变性的辅助治疗人群，通过中药的辨证调理和针灸治疗可有效防止干性黄斑变性发展成湿性病变，防止黄斑水肿的反复发作。

（3）湿性黄斑变性的康复治疗及确诊湿性黄斑变性2年以上的人群，视力大部分都有一定的影响，但总的病情会趋于稳定，中医治疗可以维持和延缓病情的发展，防止视力的进一步损害，以保护眼睛的光明，提高生活质量。

2.中医防治老年性黄斑变性方法

（1）针灸治疗　针灸具有抗氧化、抗炎、改善循环的作用，能很好地预防黄斑变性的发生和发展，惧怕针灸的可以采用揿针治疗。

（2）中药治疗　中药汤剂的辨证调理，干性黄斑变性可口服中成药复明片、障眼明胶囊等，湿性黄斑变性可口服活血化瘀的复方血栓通胶囊、和血明目片等。

第85问　老年性黄斑变性患者如何自我保健?

（1）避免生活中的慢性光损害　尽量避免生活中的紫外线照射。建议太阳光强烈时出门戴墨镜，减少光损伤。

（2）戒烟　吸烟是增加患病的因素之一。

（3）调整饮食结构　多吃含叶黄素丰富的食物，如玉米、蓝莓、菠菜、胡萝卜等；多吃富含维生素C和维生素E的食物，如猕猴桃、番茄等，多吃含不饱和脂肪酸较多的肉类如鱼肉；多吃富含抗氧化剂的食物，如绿叶蔬菜，少吃含胆固醇较高的食物；减少或避免导致衰老的一切因素。

（4）管好情绪控制全身疾病　保持良好的生活习惯，不熬夜，控制好情绪，同时监控血压、血糖、血脂，积极治疗心血管疾病，多锻炼，防治动脉硬化的发展因素。

（5）定期眼部检查　建议50岁以上的人群每1～2年进行一次眼部检查，如发现早期病变及早进行中医中药干预，防止发生湿性黄斑病变从而严重影响视力。

第七节　其他眼病

第86问　得了"麦粒肿"怎么办？

如果眼皮上出现"鼓包"，局部表现红、肿、热、疼痛，可能是得了"麦粒肿"，也就是老百姓口中的"针眼"，在医学上称之为睑腺炎（即麦粒肿），是指眼睑的皮脂腺、睑板腺发生急性的感染性炎症，一般持续的时间七天，一旦超过七天，那么它很容易发生慢性睑板腺囊肿。中医认为，麦粒肿是因为脾胃蕴热，心火上炎，外感风邪而引起的。常见的诱因有过食辛辣的食物、熬夜、压力过大、便秘等。在治疗上，主要分为以下几个步骤：

（1）局部湿热敷。一般热敷的时间，15到20分钟，每日三次。

（2）选用抗生素滴眼液。

（3）选用中医的放血疗法。放血能够迅速地泄热、排毒、通经止痛，对"麦粒肿"有立竿见影的效果。因为放血疗法有一定适应证和禁忌证，比如说晕血、晕针、血小板少等，建议到医院找专业的医师来进行，提醒大家一定不要自作主张，以免产生不良的后果。

（4）选用中医外治疗法，如离子导入疗法、雷火灸、中药熏蒸疗法等，能够改善眼部的循环，促进炎症的消散。

如果发现孩子长了这种小疱，一定要尽早带孩子到医院来进行常规的治疗，一旦错过了急性期，转化为慢性的睑板性囊肿，治疗起来会比较棘手，甚至需要手术治疗。

第87问 如何防止"麦粒肿"复发？

（1）要注意眼周的清洁，要勤洗手，尽量不用手去揉眼睛，尽量不要戴隐形眼镜，眼周尽量不要化妆，如果在安全条件允许的情况下，可以选择一些洗眼液，或者是一些清洁棉来进行眼周局部的清洁。

（2）要保持良好的生活作息习惯，尽量少看电子产品，不熬夜，保持大便通畅，保持生活规律。

（3）饮食上以清淡饮食为主，不要过食辛辣刺激的食物和油炸食品，尤其是对一些肥甘厚腻的食物，还有甜食，可以多吃一些高纤维的食物，或者是绿色的蔬菜水果，还有就是一些易消化的食物，像山楂、芹菜等。

（4）要积极治疗眼局部的疾病，比如说慢性的结膜炎、干眼、视疲劳等，因为这些疾病，也是引起"麦粒肿"的重要的病因。

（5）局部热敷。也可以采用中医理疗、中药熏蒸、雷火灸等，这些方法可以疏通睑板腺，对预防或者是防止"麦粒肿"的反复发作是一个行之有效的方法。

（6）中药的辨证调理。眼皮在中医五轮里属"肉轮"，与脾胃运化功能相关，平素脾胃运化不佳的人群，可口服中成药附子理中丸，以助脾胃运化，防止"麦粒肿"反复，在遵循了以上的预防措施以后，仍然有复发的情况，则建议进行中医辨证调理脾胃功能。

第88问 眼皮跳是怎么回事?

眼皮跳医学上称之为"眼睑痉挛",是由于眼轮匝肌不自主地收缩引起的。面肌痉挛根据痉挛强度分级,眼睑痉挛参考面肌痉挛的分级方法,主要分为以下3种类型。

(1)轻度眼睑痉挛 主要表现为无痉挛,或者外部刺激引起瞬目眨眼增多或面肌轻度颤动。痉挛时间比较短,一般在1周之内,幅度比较小,只有患者自己能够感觉到。

(2)中度眼睑痉挛 主要表现为眼睑、面肌自发轻微颤动,无功能障碍,甚至痉挛明显或有轻微功能障碍。持续时间在1周以上,除了自己能够感觉到,其他人也能够看到眼睑的皮肤,或者是皮下的肌肉抽搐,而且幅度比较大,一般来说不容易缓解,或者说自己不能够痊愈。

(3)重度眼睑痉挛 主要表现为严重痉挛和功能障碍。时间比较长,短则几个月,甚至到1年,或者几年,甚至几十年都有,另外痉挛的幅度和范围都比较大,除了眼部的肌肉痉挛以外,还有面部、嘴角的肌肉也随着抽搐。

治疗上,针对不同程度的眼睑痉挛,治疗的手段和治疗的疗程也是不一样的。① 轻度的,一般来说由紧张、焦虑,或者是压力比较大、休息不好等这些因素引起的,对症治疗和休息以后,可以自行缓解,也可以通过针灸来进行治疗,一般轻度的一个疗程就能明显见效,治疗后进行自我调理就可以了;② 中度的患者,因为跳的时间比较长,而且不能够自愈,一定要进行系统的治疗,建议中医的针灸和雷火灸联合治疗,且治疗持续的时间建议一到三个疗程,甚至疾病恢复后再继续进行一到两个疗程的巩固，防止痉挛的复发；③ 重度的眼睑痉挛患者，如果针灸和雷火灸见效不是很明显的话，可再配合中药的辨证调理，如果治疗3～6个月疗效不明显则建议进行肉毒素的注射，但一定要到正规的医院进行，防止发生不良的副作用。总之，眼皮跳从某种意义上来说，是身体出现了一些不良的反应，应及时积极地治疗，以免错过最佳的治疗时机。

第89问　得了"红眼病"该怎么办？

急性细菌性结膜炎（又称急性卡他性结膜炎），俗称"红眼病"。是由细菌感染引起的常见急性流行性眼病，传染性强，多见于春秋季节。如果发现眼睛非常红，有异物感，出现了大量的分泌物，初步判断就是得了"红眼病"，需尽快去医院就诊。得了"红眼病"该怎么办？

（1）要看周围有没有传染源，"红眼病"是一种可传染的疾病，先看看身边有没有症状跟你一样的人群，如果没有，那初步确定自己就是传染源，以后一定要注意勤洗手，防止自己传染给身边的人。

（2）及时前往医院就诊，选用合适的抗生素眼药水进行治疗，一般建议每日点4～6次，甚至增加频率。如果症状比较明显，比如说眼红、眼肿、异物感，或者是睁眼困难等，可以采用中医雾化疗法和放血疗法，放血疗法能够迅速地泄热排毒，雾化用药最大且充分可迅速缓解眼部症状。一般建议治疗3天以上。

（3）一定要定期复查，"红眼病"一般会在第7天到第10天的时候出现角膜的情况，及时复查有利于及时处理，防止发生角膜病变，同时积极复查，可以防止急性结膜炎变成慢性结膜炎，从而引发一系列的不适症状，比如说眼干、畏光、流泪等这一系列的眼表损害的症状。后期的雾化和雷火灸治疗，可以很好地帮助患者减轻症状，缩短病程。患病期间在饮食和生活习惯上也要注意，比如说不要吃辛辣刺激及牛羊肉海鲜等食物，并要注意多休息，不要熬夜、少看手机，避免过度地脑力或者体力劳动等，以帮助身体康复正气抵抗邪气。

第90问　眼痒是怎么回事？

眼痒是眼部的一个常见症状，轻者能忍住，重者奇痒无比，甚至影响睡眠。一般而言常见的眼痒病因有以下几类：

（1）眼部的慢性炎症，比如干眼、睑缘炎、结膜炎等。睑缘炎，也就是说眼睑周围的炎症，还有一些慢性的结膜炎表现为眼痒，一般这种痒感以轻度为主，常伴有眼干、视疲劳等症，但一般痒能忍住。

（2）过敏性结膜炎，眼痒明显，甚至奇痒无比，越揉越痒，严重者可影响生活和工作；另外除了眼睛痒以外，还可以伴有鼻炎史（如打喷嚏、流鼻涕等），或者有哮喘病史。

（3）创伤性疾病的修复期也会出现眼痒的情况。一般眼部损伤修复后会明显缓解或消失。

对于眼痒的治疗，除了对症治疗以外，在这里要强调一下关于过敏性结膜炎的治疗，中医认为过敏是抵抗力下降，不能适应外界环境的变化，除了局部的对症治疗外，还可以采用中医雾化疗法联合雷火灸疗法来应对急性期的过敏症状，如果影响到工作和生活则建议口服中药来辨证调理全身，以缓解眼部及全身的症状，在"急则治其标，缓则治其本"的治疗原则下，等患者过敏症状明显缓解或治愈后可在三伏天、三九天进行穴位敷贴治疗来提高全身的免疫力，达到这个冬病夏治的目的，减少过敏症状的反复发作。

第91问　孩子总眨眼怎么办？

儿童不停地眨眼、挤眼，短则1周左右，长则几个月，这在临床上不少见。常见的原因有以下几类：

（1）倒睫　如果睫毛逆向生长，扎到眼球不舒服，就会不停地眨眼。

（2）过敏性结膜炎　这类儿童常常伴有过敏性的鼻炎，或者是有哮喘病史，除了眨眼以外，还会有挤眼、揉眼、眼干、分泌物增多的情况。

（3）干眼　随着电子产品使用的增多，课业负担的加重，儿童普遍存在电子产品使用时间过长、睡眠不足的情况，这些因素都是干眼的诱因。通常这类患儿除了眨眼外，还会有眼烧灼感、异物感，严重者伴有眼胀、头痛的情况。

（4）抽动症（即抽动秽语综合征）的伴随症状　除了眨眼之外还有耸肩、抽搐等情况。

眨眼该怎么治疗呢？如果是轻度的倒睫，一般随着时间的推移，孩子面部骨骼发育，倒睫会有所好转，甚至痊愈；重度的倒睫，可以考虑手术治疗。如果出现过敏性结膜炎或者是干眼的情况，可以给患儿进行雾化联合雷火灸的治疗，来帮助患儿缓解症状，一般发病时间越久治疗时间也会随之延长，一般1个月以上的症状建议至少治疗3个疗程；必要时可选用针灸或揿针治疗，同时要进行全身的调整。有熬夜或者电子产品使用过多的，要减少电子产品的使用，多休息，让孩子恢复眼部的功能，如果有明显的全身症状，比如眼胀、头痛等，必要时可中药辨证调理。如果出现除了眨眼之外的全身的症状，比如耸肩、抽搐等情况，可能是患有抽动症，除了进行眼部的处理以外，还建议到儿科进行就诊。

第92问　结膜下出血怎么办？

白眼球突然发红，没有其他不适症状，通常是家属或自己照镜子时发现，这种情况在医学上称为"结膜下出血"。通常结膜下出血的原因一般分为三大类：

（1）眼部外伤　可以理解为受了外伤，结膜的血管破裂了，通常反复地揉眼也属于外伤类。

（2）动脉硬化　血管变脆，这类患者常常伴有高血压、糖尿病，或者是年龄偏大的人群，会出现动脉硬化，在咳嗽、便秘，或者是熬夜等诱因下，会发生结膜下的出血。

（3）血液方面的疾病　比如说血小板减少症、白血病等，如果是这种情况，需要检查血常规、出凝血时间等，看看血小板有没有减少，出凝血时间有没有异常。如果没有异常，结膜下出血具有一定的自限性，一般不需要特殊处理，可以在出血的24小时内冷敷，24小时以上热敷，根据出血量的多少，出血自行吸收的时间为7～10天。

如果没有以上三大类的情况，出现反复发作的情况，不妨采用中医离子导入疗法和中药熏蒸治疗来改善局部血管的韧性。预防和治疗反复性的结膜下出血。

第93问　总流泪是怎么回事?

眼睛总是泪汪汪的，总感觉眼泪擦不干净，如果总出现这样的症状，常见的原因有两大类:

一类是持续性流泪的，表现为一直流，不管有没有刺激，也不管在户外或室内都流泪，如果没有其他不适伴随症状，一般是泪道出了问题，比如泪道的阻塞、慢性泪囊炎等；如果除了流泪还伴随有刺激症状，如怕光、眼疼、异物感等症，则可能是角膜或者虹膜的疾病，如角膜炎、角膜异物、虹膜炎等；治疗上建议去专科医院在医师的指导下进行相应的治疗。

另一类是间断性流泪，也就是说平时不流泪，在某种特定的刺激下，比如说迎风流泪，或者是在强光刺激下流泪，还有就是明明眼睛很干涩，却总流泪，那么这些情况大都在干眼患者中出现，这是因为干眼导致泪膜的功能受到损害，在受到外界的刺激以后，因眼部不适而导致流泪，因此这类患者可以采用中医的雾化、离子导入、中药熏蒸、雷火灸、针灸等中医外治的方法，修复泪膜的功能，改善干眼的症状，从而达到改善流泪症状的目的。

第94问　得了飞蚊症怎么办?

在生活中，当你总感觉到眼前有一些蚊子一样的东西飘来飘去，眼睛转动时，"蚊子"也跟着飞来飞去，特别是在明亮的背景或天空中更明显，这便是"飞蚊症"，医学上称为"玻璃体混浊"，其产生的原因是由于玻璃体变性出现了漂浮的混浊物。那得了"飞蚊症"该怎么办呢？首先我们要区分它是生理性还是病理性玻璃体混浊。生理性的玻璃体混浊包括玻璃体液化和玻璃体后脱离，约占95%，与衰老有关，一般没有很严重的后果，也不影响视力，高度近视人群会比一般人早些出现飞蚊症。病理性玻璃体混浊多数由眼内炎症、积血、视网膜变性等所致，约占5%。表现为眼前呈絮状、点状、丝状黑影飘动，大部分会影响视力，甚至失明。

那么得了"飞蚊症"该怎么办呢？

医生首先会判断这种飞蚊是属于生理还是病理的，如果飞蚊明显、影响视力、短时间内有明显的变化，且经常出现眼前异常闪光等症状，那很可能是病理性的，建议立即就医，进行眼部相关检查并对症治疗；如果飞蚊不影响视力，"蚊子"变化不明显，没有眼前异常闪光的情况，那就很可能是生理性的，定期观察就可以了。其次飞蚊症的发生与年龄和高度近视密切相关，如果想延缓病情的发展也可以采用氨碘肽滴眼液离子导入、中药熏蒸、针灸和揿针治疗的方法进行干预以缓解眼部的症状，延缓玻璃体混浊发展的进程。如果发现眼前的黑影突然大量增多，或伴有视力的异常，应及时去专科医院就诊。

第95问　得了麻痹性斜视怎么办？

麻痹性斜视是由支配眼球运动的神经核、神经或眼外肌发生病变引起的斜视，可以是单根或多根眼外肌的部分或完全性麻痹，分为先天性和后天性两大类。主要的临床表现为：双眼复视，物像模糊不清，眼位偏斜，眼球运动障碍，代偿性头位偏斜等，有的因为复视导致视混淆而发生眩晕，走路不稳，甚至恶心、呕吐等症状。常见的病因有三大方面：

（1）外伤　如颅底部、眼眶部发生外伤及脑震荡等。

（2）脑部的疾病　脑部血管疾病如脑出血、血栓及肿瘤如眼眶、颅内肿瘤等。

（3）眼外肌神经供血不足或肌源性损伤　如糖尿病引起的麻痹性斜视和重症肌无力引起的斜视等。

先天性麻痹性斜视，手术治疗是主要方法。

后天性麻痹性斜视，首先明确病因，重点排除外伤、颅脑疾病及重症肌无力后，对症治疗原发病，辅以神经肌肉营养药物维生素 B_1、维生素 B_{12} 等治疗。中医可以采用中药辨证调理以期恢复神经功能，另外可以采用针灸联合雷火灸治疗来刺激麻痹的眼外肌防止麻痹肌萎缩，从而恢复肌肉功能。需要提示的是麻痹性斜视在治愈后仍有复发的可能性，建议治愈后需进行 3 ~ 6 个月的巩固治疗。针对病因的保守治疗 6 ~ 12 个月无效后，可考虑手术。大部分手术目的是改善美观和代偿头位。另外，由于动眼神经累及眼外肌多，手术效果较差，上转运动严重限制时，上睑下垂矫正手术应慎重。

第96问　得了视网膜血管阻塞怎么办？

视网膜血管阻塞包括视网膜动脉、静脉及毛细血管的阻塞。阻塞的部位不同，病情的轻重缓急也不同，一般情况下，动脉阻塞比静脉阻塞发病更急、更重。视网膜中央动脉阻塞是眼科的急危重症；静脉阻塞分为中央静脉阻塞和分支静脉阻塞；中央静脉阻塞又分为缺血型和非缺血型。视网膜血管阻塞相当于"眼中风"，临床表现为：不同程度的视力急剧下降，严重者视力下降至无光感，发生暴盲的情况。有些患者发病前曾出现过一次或多次的突然"眼前发黑"，即视网膜血管痉挛的情况，然后自行恢复，多次反复发作后最终视力不恢复。常见的病因主要有三大方面：

（1）血管硬化　为高血压、糖尿病、高脂血症的常见并发症；

（2）血管炎　血管的炎症、病毒感染等导致动静脉血管炎均可发生血管阻塞；

（3）血管外压迫　各种原因导致的眼压、眶压增高均可导致血管阻塞的发生。

治疗上，视网膜中央动脉阻塞为眼科急症，需在6小时内进行扩张血管、降低眼压及溶栓治疗；视网膜静脉阻塞以积极改善原发病和对症治疗为主，如阻塞导致黄斑水肿者可行玻璃体腔注射药物治疗。中医可采用中药辨证调理或口服活血化瘀的中成药，如复方血栓通胶囊、和血明目片等以改善眼部及全身症状，同时配合针灸或揿针和雷火灸治疗，进一步改善眼底血管的供血，提高视力，延缓视神经萎缩的发生和发展，并防止发生继发性青光眼。

第97问　得了视网膜色素变性怎么办？

视网膜色素变性（RP）是一种常见的致盲性遗传性眼病，以进行性损害视细胞为特征。临床症状和体征为夜盲，进行性视力下降、视野缺损、骨细胞色素沉着和视网膜电流图显著异常等。部分患者可合并白内障、青光眼或黄斑囊样水肿等。治疗上目前还没有确切的特效疗法。中医治疗以中药辨证治疗及补益肝肾中成药如金匮肾气丸、障眼明胶囊、复明片等长期口服，同时配合针灸、揿针、雷火灸治疗可延缓病情的发展，有效提高视力，控制病情进展的速度。

第98问　得了视神经萎缩怎么办？

视神经萎缩指任何疾病引起视网膜神经节细胞及其轴突发生病变，视神经全部变细的一种形态学改变，是视神经病损的最终结果，表现为视神经纤维的变性和消失，传导功能障碍，出现视野变化，视力减退甚至丧失。一般分为原发性和继发性两大类。常见的继发性视神经萎缩有视神经炎、缺血性视神经病变、青光眼、外伤性视神经病变、颅高压、中毒性视神经病变、遗传性视神经病变、压迫性视神经病变等。

临床表现为视力逐渐下降，眼睛不痛不痒，眼表外观看似正常。但如果由于青光眼性眼压高或颅内压增高所引起的视神经受压萎缩，可伴有眼睛胀痛、头痛、恶心，甚至呕吐等症状。不同性质的视神经疾病其治疗和预后大相径庭。也就是说发现了视神经萎缩，并不是诊断出了疾病，而是疾病产生的结果。治疗上针对引起视神经萎缩的原发病进行对症治疗；中医治疗可以用中药进行辨证调理，也可口服补益肝肾、明目、活血化瘀的中成药，如金匮肾气丸、复方血栓通胶囊、障眼明胶囊等，同时采用针灸联合雷火灸治疗，主要目的是延缓视神经萎缩的进程，提高视力，提高生活质量。

第99问　哪些眼病可以引起头痛？该怎么处理？

引起头痛的眼病一般分为急性和慢性两种。急性头痛的特点为起病急、疼痛剧烈以胀痛、刺痛为主，持续时间长，不经过处理很难缓解。引起急性头痛的眼病主要有三大类：

（1）感染类的眼病　如病毒引起的眼部带状疱疹、眼眶感染、眼外伤；

（2）急性闭角型青光眼、急性发作期；

（3）急性前葡萄膜炎、角膜炎、角膜溃疡等。

鉴别此类头痛主要是看是先眼痛还是先头痛：如果是头痛引起的眼痛，则去脑系科就诊；如是眼痛引起的头痛则优先看眼科急诊。慢性头痛的特点是起病慢，疼痛较缓，呈间断性发作。引起慢性头痛的眼病主要两大类：

（1）屈光不正引起的视疲劳而发生的头痛，如近视、远视、散光、隐性斜视等，这类疾病一般矫正屈光不正后配合中医的眼部按摩、刮痧、针灸、揿针、雷火灸等外治疗法可缓解，但因为慢性疼痛发病时间比较长，因此需要坚持治疗一段时间；

（2）神经痛，如眶上神经痛、偏头痛等，这类疾病最好优先看中医，中医治疗以中药汤剂辨证调理和中医外治疗法，如针灸、揿针、雷火灸、雾化、眼部按摩刮痧等，以缓解因眼病引起的头痛。

第100问　哪些眼科疾病需要立即就医？

眼病需要立即就医的主要有以下三大类：

（1）眼部的外伤。包括眼部开放性的创伤，如放烟花爆竹、车祸伤等；急性的化学损伤，如石灰、盐酸、氨水等溅入眼部，异物入眼等。

（2）眼睛有明显的刺激症状，如眼睛红，疼痛，头痛，视物模糊症状持续不缓解，严重的可伴有恶心、呕吐等症状。

（3）突然的视力骤减，眼前有黑影并逐渐变大，或眼前明显地被黑影挡住并一直无好转，即使戴上平常矫正的眼镜也没有好转的话就需要及时就医了。

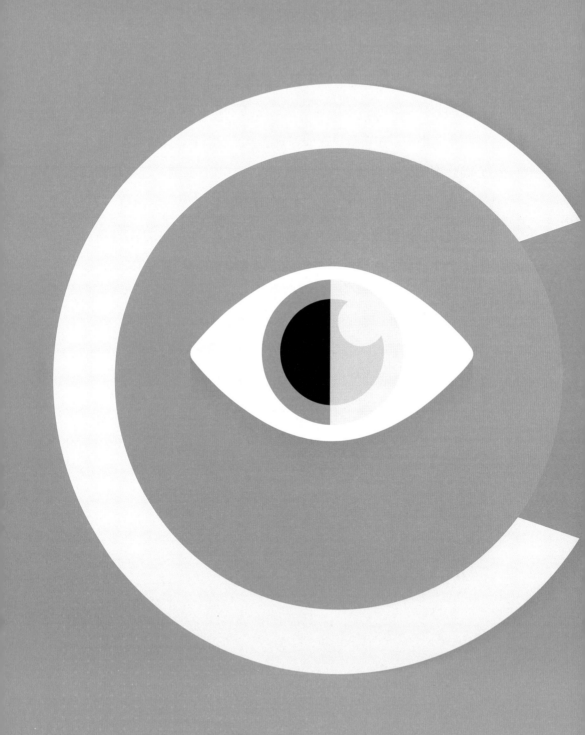

下篇

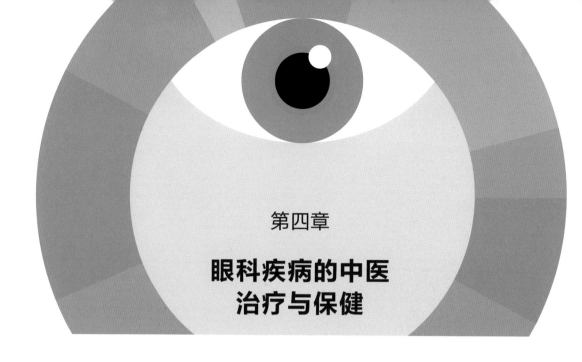

第四章

眼科疾病的中医治疗与保健

第一节　眼科常用穴位

一、头面部穴

1.百会

定位　位于头部，前发际正中直上5寸。

简便取穴　双耳最高点连线的中点，头顶最凹陷处。

功效　息风醒脑，升阳固脱。

主治　中风、失眠、健忘、癫症、头痛等。

治疗方式　针刺、雷火灸、梅花针、刮痧、按摩。

2.四神聪

定位　位于头部，百会穴前后左右旁开1寸，共4个。

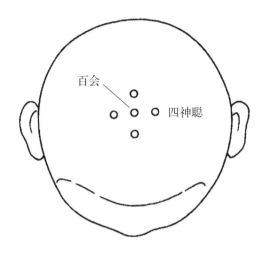

百会

四神聪

简便取穴　百会穴前后左右约大拇指关节宽度的距离。

功效　宁心安神，明目聪耳。

主治　失眠、健忘、头痛、目疾等。

治疗方式　针刺、雷火灸、梅花针、刮痧、按摩。

3.神庭

定位　位于头部，前发际线正中直上0.5寸。

功效　宁神醒脑，降逆平喘。

主治　干眼、视疲劳、目赤、目眩等。

治疗方式　针刺、梅花针、刮痧、按摩。

4.印堂

定位　位于面部，眉毛内侧端连线中间的凹陷中。

功效　明目通窍，疏风清热，宁心安神。

主治　失眠、健忘、头痛、视疲劳等。

治疗方式　针刺、揿针、雷火灸、梅花针、刮痧、按摩。

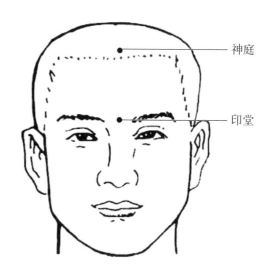

神庭

印堂

5.太阳

定位　位于头部，眉梢与目外眦之间向后约一横指的凹陷处。

功效　清热消肿，止痛舒络。

主治　睑腺炎（麦粒肿）、弱视、视神经炎、面瘫、头痛等。

治疗方式　针刺、梅花针、刮痧、按摩、放血疗法。

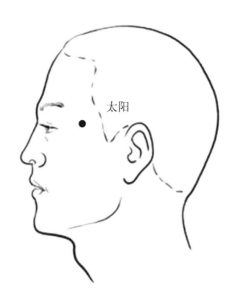

太阳

6. 攒竹

定位 位于面部，眉头凹陷处。

功效 清热明目，散风镇痉。

主治 视疲劳、干眼、近视、眼睑下垂、眼肌麻痹、眼睑痉挛、头痛、眉棱骨疼等。

治疗方式 针刺、雷火灸、梅花针、刮痧、按摩。

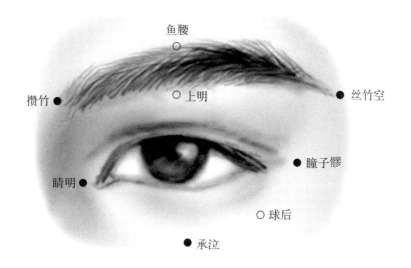

7. 鱼腰

定位 位于面部，瞳孔直上，眉毛中段。

功效 明目消肿，舒筋活络。

主治 眉棱骨疼、眼睑下垂等。

治疗方式 针刺、雷火灸、梅花针、刮痧、按摩。

8. 丝竹空

定位 位于面部，眉尾凹陷处。

功效 清头明目，散风镇惊。

主治 视疲劳、眼睑痉挛、眼肌麻痹、眼型肌无力等。

治疗方式 针刺、揿针、雷火灸、梅花针、刮痧、按摩。

9.瞳子髎

定位 位于面部，目外眦旁，眼眶外侧缘处。

简便取穴 正坐仰靠，患者闭目，眼外角纹之止处取穴。

功效 疏散风热，明目退翳，平肝息风。

主治 目痛、迎风流泪、青光眼、视神经萎缩、近视等。

治疗方式 针刺、揿针、雷火灸、梅花针、刮痧、按摩。

10.承泣

定位 位于面部，瞳孔直下，眼球与眶下缘之间凹陷处。

功效 散风清热，明目。

主治 眼睑痉挛、眼肌麻痹、夜盲、近视等。

操作注意 拇指向上轻推眼球，紧靠眶缘按摩，切勿按压眼球！

治疗方式 针刺、揿针、雷火灸、梅花针、刮痧、按摩。

11.睛明

定位 位于面部，目内眦内上方眶内侧壁凹陷中。

功效 祛风，清热，明目。

主治 视疲劳、夜盲、目眩、干眼、眼底病等。

操作注意 拇指向外侧轻推眼球，紧靠眶缘按摩，切勿按压眼球！

治疗方式 针刺、揿针、雷火灸、梅花针、刮痧、按摩。

12. 球后

定位 位于面部，眶下缘外 1/4 与内 3/4 交界处。

功效 清热明目。

主治 目疾。

操作注意 拇指向上轻推眼球，紧靠眶缘按摩，切勿按压眼球！

治疗方式 针刺、揿针、雷火灸、梅花针、刮痧、按摩。

13. 四白

定位 位于面部，眶下孔处（眶下缘约一寸。）

功效 散风明目，舒筋活络。

主治 视疲劳、眼睑痉挛、近视等。

治疗方式 针刺、揿针、雷火灸、梅花针、刮痧、按摩。

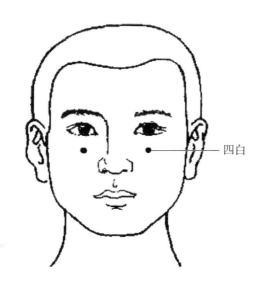

四白

14. 风池

定位 位于颈部，枕骨下，胸锁乳突肌上端与斜方肌上端之间的凹陷。

简便取穴　正坐或俯卧位，在后头骨下两条大筋外缘陷窝中，大致与耳垂齐平处。

功效　清头明目，祛风解毒，通利官窍。

主治　头痛、眩晕、耳鸣、目疾、颈项强痛等。

治疗方式　针刺、揿针、雷火灸、梅花针、刮痧、按摩。

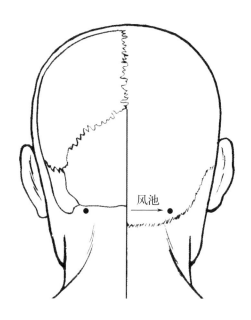

二、四肢穴位

15.合谷

定位　位于手背，第一二掌骨间，第二掌骨桡侧的中点处。

简便取穴　以一手的拇指指尖关节横纹，放于另一只手拇指、示指间的蹼缘上，拇指尖下即为此穴。

功效　清热解表，明目聪耳，通络镇痛。

主治　头痛、齿痛、目赤肿痛等。

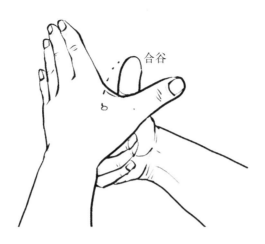

合谷

治疗方式 针刺、揿针、雷火灸、梅花针、刮痧、按摩。

16.足三里

定位 位于小腿前外侧，犊鼻（屈膝，髌骨外下方凹陷中）下3寸。

功效 和胃健脾，通腑化痰，升降气机。

主治 视疲劳、视神经萎缩等眼底病变，保健穴。

治疗方式 针刺、揿针、雷火灸、梅花针、刮痧、按摩。

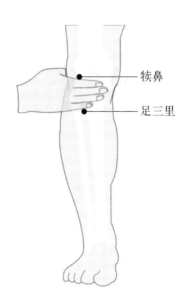

犊鼻

足三里

三、耳穴（按摩或王不留行籽贴压）

主治：青少年近视。

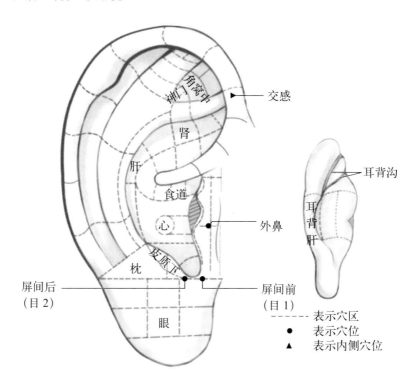

- - - - - 表示穴区
- ● 表示穴位
- ▲ 表示内侧穴位

17.眼

定位 耳垂中心点（耳垂九等分，中心点）。

功效 清肝明目，保护视力。

治疗方式 揿针、雷火灸、耳穴治疗。

18.目1

定位 耳垂正面，屏间前。

功效 清肝明目，保护视力。

治疗方式 揿针、雷火灸、耳穴治疗。

19. 目2

定位　耳垂正面，屏间后。

功效　清肝明目，保护视力。

治疗方式　揿针、雷火灸、耳穴治疗。

20. 神门

定位　在三角窝内，对耳轮上、下脚分叉处稍上方。

功效　镇静，安神。

治疗方式　揿针、雷火灸、耳穴治疗。

21. 肝

定位　耳甲艇后下部屏间切迹内。

功效　清热解毒，利胆明目，养血平肝，疏郁缓急，通络止痛。

治疗方式　揿针、雷火灸、耳穴治疗。

22. 肾

定位　对耳轮上下脚分叉处下方。

功效　益精气，壮肾阳，育精穴，强肌肉。

治疗方式　揿针、雷火灸、耳穴治疗。

23. 心

定位　位于耳甲腔正中凹陷处。

功效　养血生脉，益心安神，通络止痛。

治疗方式　揿针、雷火灸、耳穴治疗。

手指同身寸取穴法：是一种以手指尺寸为标准来测量取穴的方法。即：1寸相当于大拇指的横面宽度；1.5寸相当于示指、中指并列的横面宽度；2寸相当于示指、中指、无名指并列的横面宽度；3寸相当于除大拇指外的其余4指的横面宽度。注意这里的手指是被施治者的，而不是施治者的，这里1寸2寸，不能换算成厘米来衡量。不同身高的人，他们的1寸用厘米来算肯定是不相等的。另外，虽然手指同身寸法取穴简单，但并不十分准确，因此只适用于按摩、刮痧、拔罐等对穴位准确性要求不高的操作中。

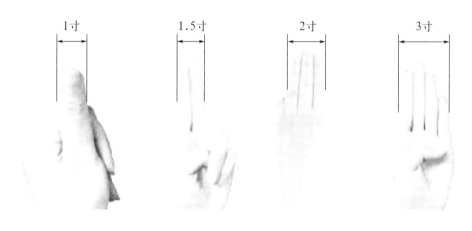

第二节　眼科常用的中医外治疗法

一、针刺疗法

针刺疗法俗称针灸治疗，是一种传统的中医疗法，是指通过在特定的穴位上刺入针具来刺激和调节身体的功能，从而达到治疗眼部疾病的效果。

治疗机制

通过针刺眼周及头面部的穴位可以疏通经络，调和气血，平衡阴阳，改善眼部血液循环，促进眼部组织的新陈代谢和修复，从而提高视力，缓解眼部疲劳，刺激泪液分泌。针刺治疗能扩张眼周血管、使血管紧张度下降，增加缺血、缺氧区的血流量，改善机体微循环，增强新陈代谢，从而有利于眼底出血、渗出和水肿的消退。同时针刺治疗还可以刺激眼部的神经末梢，调节中枢神经系统，促进身体的内分泌和免疫系统的调节，激活周围神经细胞，对视觉电生理、视觉中枢功能及生物活性因子均有一定的调节作用。

适应证

（1）视力下降、视疲劳、眶上神经痛、屈光不正等引起的眼部不适症状。

（2）干眼、眼睑疼挛、眼肌麻痹（复视）、梅杰综合征等眼部常见疾病。

（3）视网膜中央静脉阻塞、视网膜动脉阻塞、黄斑水肿、黄斑变性、糖尿病视网膜病变等眼底视网膜疾病。

（4）小儿假性近视、小儿弱视的治疗，青少年近视的防控。

（5）眼压控制稳定的青光眼、缺血性视神经病变、视神经炎、视神经萎缩等视神经病变。

注意事项

（1）饥饿、疲劳、精神过度紧张时容易导致晕针，因此针刺治疗前需调整好状态，避免饥饿、疲劳，同时放松心情。

（2）眼部针刺治疗可坐位也可卧位，第一次针刺治疗最好卧位。

（3）眼部区域比较敏感且易出血，建议由专业的眼科医师进行，不建议自行操作。

（4）眼部区域，尤其是球后穴、睛明穴拔针后易导致眶内出血而出现"熊猫眼"，因此建议拔针后用手掌根部压紧穴位3～5分钟以防出血，若出现出血情况也不必恐慌，可24小时内冷敷，24小时后热敷，一般在7～10天会自行吸收，且不会造成严重后果。

【常规取穴】攒竹、阳白、鱼腰、丝竹空、太阳、瞳子髎、球后、承泣、四白、睛明、上睛明、下睛明、四神聪、风池、翳风等。

二、揿针疗法

揿针又称为揿钉型皮内针，属于埋针法，是中医适宜技术之一；是以皮内针刺入并固定于腧穴部位的皮内或皮下，进行较长时间刺激以治疗疾病的技术，具有痛感低、作用时间长、操作方便等特点。

治疗机制

揿针将中医腧穴理论和皮部理论相结合，通过刺激眼周穴位皮下血管神经，加速血液循环，促进物质代谢，提高神经的兴奋性，提高视力；同时针刺穴位可增强眼肌的兴奋性及双眼异向运动的力量，促进眼部神经、肌肉细胞间的营养交换，增强集合中枢的融合能力，缓解视疲劳，调和气血，疏通经络，促进眼周的血液循环，缓解疼痛。

适应证

预防近视发生、控制近视度数过快增长、干眼、视疲劳、视神经萎缩、眼睑痉挛、眼病术后恢复及眼部疼痛性疾病等。

注意事项

（1）初次接受治疗的患者，应消除紧张情绪，放松心情，避免空腹、疲劳时治疗以防止晕针。

（2）揿针治疗后建议每日按压3次以上，每次36下约1分钟，以患者能接受的最大力度为宜。

（3）一般埋针最少24小时，秋天、冬天时间可适当长点，夏天适当短点。最长不超过5天，同一埋针部位出针2天后才可再次埋针。

（4）观察埋针处皮肤情况，注意有无过敏、破溃等情况，如有立即取针，观察皮肤情况，必要时就医。

（5）皮肤过敏、出血性疾病患者应在医师指导下治疗。

三、放血疗法

放血疗法又名"针刺放血疗法"，是中医古老而有效的"去火"方法，即《黄帝内经》中的刺络法，是根据患者不同的疾病，用三棱针或粗而尖的针具，刺破穴位、病灶或病理反应点处的表层血管，放出适量血液，以达到治疗疾病目的的一种外治方法。

治疗机制

放血疗法是通过对血络的刺激，直接作用于经络系统，以调气血，通经络，促进机体恢复正常的功能。在眼科常用的是耳尖放血，耳尖穴属于经外奇穴，在耳郭的上方，当折耳向前，耳郭上方的尖端处，通过刺破耳尖穴放血，可消肿止痛、祛风止痒、开窍泄热、通经活络、镇痛，从而调节机体气血阴阳平衡，促进机体恢复。

适应证

用于各种实证、热证、血瘀、疼痛等病症。特别适合各种急、慢性的红肿、痒的眼病，如睑腺炎（麦粒肿）、急性结膜炎、急性角膜炎、巩膜炎等。

注意事项

（1）身体极度虚弱者、过度劳累、过饥或过饱、情绪失常、气血不足的患者，应避免使用放血疗法。

（2）放血治疗时选择合适的体位，一般为仰靠坐位，防止晕针或摔倒。

（3）各种出血性疾病（如血友病、原发性血小板减少等）及有出血倾向者应提前告知医师，禁忌放血疗法。

（4）孕妇、哺乳期妇女及有习惯性流产史者，应在医师的指导下慎重考虑放血治疗。

（5）放血后及时止血，用酒精棉球或消毒干棉球压迫片刻止血，必要时用创可贴覆盖。

（6）放血后密切观察放血部位的变化，若出现感染的迹象注意保持局部清洁，必要时就医处理。

四、梅花针疗法

梅花针疗法是用皮肤针的一种（即梅花针）叩刺人体体表一定部位或穴位，激发经络功能，调整脏腑气血，以达到防治疾病目的的一种操作技术。

治疗机制

梅花针疗法通过敲击眼睛周围的特定穴，刺激经络，疏通气血，调理肝肾功能，改善眼部循环和供血，放松睫状肌，减轻视疲劳，提高视功能。

适应证

主要有近视、远视、弱视、斜视、青光眼、视神经萎缩、老视、色盲、眼球震颤等。

注意事项

（1）患者精神紧张，大汗后，劳累后，饥饿时，过饱时不宜运用本疗法。

（2）皮肤局部有感染、溃疡、创伤、瘢痕时不宜运用本疗法。

（3）凝血功能障碍性疾病患者禁用本疗法。

（4）对金属过敏者禁用本疗法。

（5）梅花针治疗后局部应做好防护，注意防受风，保持局部清洁干燥以防感染。如果局部出血较多，应24小时内不沾水。

五、耳穴疗法

耳穴疗法是用特定针具（如揿针）或丸状物（如王不留行籽）在耳郭相应穴位实施刺激以诊治疾病的一种治疗技术。

治疗机制

耳穴疗法是依据中医学中耳郭与人体各部存在着一定联系的理论，认为耳朵是人体的一个缩影，与全身各个脏腑、经络、组织器官有密切的联系，通过刺激耳朵上的穴位，可以调节气血运行，平衡阴阳，从而起到缓解眼部疲劳、防止近视度数加深、消除假性近视的作用。

适应证

儿童近视、弱视以及视疲劳等。

注意事项

（1）贴压耳穴应注意防水，以免脱落。

（2）夏天易出汗，贴压耳穴时间不宜过长，以防胶布潮湿或皮肤感染。

（3）耳郭皮肤有炎症或冻伤者不宜采用，外耳患有显著的炎症时，不宜进行耳部按摩。

（4）取下耳贴时，建议用油将其浸润后撕下，避免皮肤的损伤。

（5）严重心脏病患者不宜使用，更不宜采用强刺激法，患者有严重器质性疾病及伴有高度贫血者不宜进行耳部强刺激。

（6）有习惯性流产史或者身体虚弱的孕妇，忌耳部按摩。对于经常服用激素和极度疲劳者，不宜进行按摩。

六、雷火灸疗法

雷火灸起源于明代，属于灸法的一种，由多种中药配制联合灸具使用，是在中医"雷火神针灸"的基础上改进而来的，具有药力峻、火力猛（温度达240℃）、灸疗面广、渗透力强的特点。

治疗机制

雷火灸灸条燃烧时利用药物燃烧时产生的热力、红外线辐射力和药化因子、物理因子等通过脉络和腧穴的循经感传，共同达到温通经络、通窍活血、祛风除湿、消肿止痛、扶正祛邪、明目通窍的作用。

适应证

假性近视、青少年近视、干眼、视疲劳、眶上神经痛、眼睑痉挛、眼肌麻痹、失眠、过敏性鼻炎、咽炎、盆腔炎、痛经、各种痛证、皮肤病、肥胖症等。

注意事项

（1）雷火灸的温度较高，要注意避免烫伤皮肤。施灸时，火头应与皮肤保持一定距离，以患者能忍受为度。如有皮肤红肿、水疱等烫伤现象，应及时处理。

（2）雷火灸的时间不宜过长，一般每次10～15分钟，每日或隔日1次，10次为一疗程。根据不同的病情和体质，可适当调整灸法和穴位。

（3）雷火灸适合寒湿证、虚寒证、气滞血瘀证等患者，实热证、阴虚内热者、大血管处、孕妇腹部不宜施灸。有心脏病、高血压、糖尿病等慢性病的患者，应在医师指导下使用。

（4）雷火灸后，要注意保暖，避免受凉。不要立即冲洗灸处，以免影响药效。如有轻微不适，可用酒精或紫草油涂抹。

（5）雷火灸是一种中医传统治疗方法，应在专业医师的指导下进行。不要盲目自行操作或购买劣质产品。

七、雾化疗法

雾化疗法是在继承中医传统熏洗法的基础上，选用不同的药液置于雾化仪器中，通过雾化仪器的作用将药物雾化形成微小的颗粒，使眼的结膜、角膜和眼周皮肤直接接触药物颗粒并吸收，从而达到治疗眼病的目的。

治疗机制

眼科雾化疗法是使用压缩式雾化器，使用压缩空气或者氧气作为动力，借助于高速气体吹过毛细管产生负压形成高速气流，将液体药物或混悬液冲击成细小颗粒作用于眼部，其优点是雾化面积大，颗粒易吸收。

适应证

适用于干眼、过敏性结膜炎、细菌性结膜炎、病毒性结膜炎、角膜炎、麦粒肿、视疲劳、睑皮炎等尤其适用于对于点药不方便或不配合的老人和儿童。

注意事项

（1）雾化前不可佩戴角膜接触镜。

（2）眼部浓妆者雾化前应卸妆。

（3）对雾化药物过敏或不耐受者，不建议进行雾化治疗。

八、中药熏蒸疗法

中药熏蒸疗法是以中医理论为指导，辨证选用适宜的中草药，借热力和药力的双向作用，实现"皮肤张开嘴吃药"的物理疗法，是方便、有效的中医外治方法之一。

治疗机制

（1）药物渗透作用：中药有效成分以离子形式存在，通过皮肤的渗透、传达，360度透皮吸收，直达病灶，发挥药理效果。

（2）改善微循环：温热刺激使毛孔开放，血液循环增快，促进了皮肤和机体的新陈代谢，可以消除炎症、肿胀、疼痛等症状。

（3）物理温热作用：能消除疲劳，给人以舒畅之感，同时可以降低皮肤的末梢神经的兴奋性，缓解眼周皮肤的紧张，眼部肌肉的痉挛和强直。

（4）发汗解表、和卫散邪、疏通腠理、调气和血、解毒避秽、防疫保健、杀虫止痒等诸多功用。

（5）眼部中药熏蒸还能使皮肤光滑细润，美容养肤。

适应证

干眼、麦粒肿、慢性角（结）膜炎、睑缘炎、视疲劳、葡萄膜炎、黑眼圈、外伤导致的眼睑瘀肿、眼底出血等。

注意事项

（1）空腹与饱食后半小时内、饥饿、过度疲劳者不宜熏蒸。

（2）中药熏蒸过程如出现对药物过敏，如有恶心、呕吐、胸闷、气促、心跳加快等不适症状应立即停止治疗，并对症处理。

（3）中药熏蒸温度以38～42℃为宜，如温度过高宜调整熏蒸的距离，避免烫伤。

（4）中药熏蒸治疗过程中或治疗后应适当饮水，补充水分，保持水电解质平衡。

（5）中药熏蒸时间每次为半小时，冬季熏蒸后走出室外应注意保暖，防风防寒，避免感冒。

（6）有开放性创口、感染性病灶、年龄过大或体质特别虚弱的人不宜熏蒸。

九、离子导入疗法

离子导入疗法也称为直流电药物导入疗法，是一种利用直流电将药物离子通过皮肤导入体内，并使导入体内的药物保持原有药理性质的一种物理治疗方法。

治疗机制

离子导入仪是根据"同性相斥，异性相吸"的原理，利用正负电极在人体外形成一个直流电场，在直流电场中加入带阴阳离子的药物，使阳离子从阳极，阴离子从阴极导入体内，使药物不改变性质但在组织内保持较高的浓度和较久的时间，以充分发挥药效，调节脏腑功能，促进眼部的新陈代谢，修复眼部功能，达到治疗的目的。

适应证

适用于：麦粒肿、睑板腺囊肿（霰粒肿）、玻璃体混浊、玻璃体积血、视网膜出血、黄斑病变、视神经萎缩、干眼、结膜炎、角膜炎、葡萄膜炎等。

注意事项

（1）在进行离子导入疗法时，如有皮肤红肿、瘙痒、刺痛、恶心、头晕等情况，应及时停止治疗。

（2）有传染性结、角膜炎，角膜溃疡，双眼睑皮肤湿疹患者禁用。

（3）严重心功能不全、对直流电不能耐受者、治疗部位有金属异物或带有心脏起搏器的患者禁用。

十、穴位敷贴疗法

穴位敷贴疗法是将药物制成一定剂型敷贴到人体穴位上，通过药物刺激穴位，激发经气，发挥治疗作用的一种中医的外治方法，包括：三伏贴和三九贴。

治疗机制

穴位敷贴疗法是以中医的经络腧穴理论为基础，结合"冬病夏治"和"夏病冬治"的理论选用中草药，将中药研磨成细粉，然后用特定的方法制成糊状、油膏、丸剂或饼状，用姜汁或者蜂蜜调和后放在特制的黏膏上，再贴在穴位上的一种治疗疾病的方法。其机制是通过穴位刺激和药物吸收相互协同，共同影响经络和脏腑的功能，调节特异性免疫反应及神经内分泌，从而达到治疗目的。

适应证

各种过敏性的疾病、病毒性的疾病、反复发作的葡萄膜炎、巩膜炎、视网膜色素变性，以及免疫力低下导致的各种眼病，支气管哮喘、过敏性鼻炎等呼吸系统疾病，慢性胃炎、胃溃疡等消化系统疾病，月经不调、痛经等妇科疾病的治疗。

注意事项

（1）根据不同的病情和体质，选择合适的中药和穴位，遵循中医辨证论治的原则。

（2）敷贴前要清洁皮肤和敷贴材料，避免交叉感染。

（3）敷贴时要按压穴位，使药物与穴位紧密接触，增强药效。

（4）敷贴时间要根据不同的季节、气候、地区和个人差异而定，每次贴敷的时间，建议4～6小时，以局部有热痛感或者起小水疱为最佳，每个人可以根据自己的情况来酌情确定，比如说反应敏感的可以贴2小时，反应不敏感的可以贴6个小时，或者10个小时都是可以的。

（5）敷贴后如果皮肤出现刺痛痒，或者起小水疱，这都属于正常的现象，注意一定不要使劲地去挠它，使皮肤破损，一定要保持局部的干燥，以防感染，如果出现色素沉着，也属于正常现象，不要引起恐慌。贴敷期间要注意保暖，避免风寒侵袭，防止感冒发热等并发症。

（6）敷贴后要注意饮食调理，避免食用辛辣、油腻、生冷食物，贴敷期间，不要吃生冷海鲜、牛羊肉以及油炸的食品，以清淡饮食为主，以提高身体的免疫力，如果出现严重的过敏现象，可以口服一些抗过敏的药物，比如说马来酸氯苯那敏（扑尔敏）等。

（7）建议贴敷完后，6～10小时以后再洗澡，如果在下雨天，注意不要冒雨涉水。

（8）敷贴后要观察身体反应，如有不适或异常情况，应及时就医。

十一、眼部按摩疗法

眼部按摩疗法是用手指在眼部周围的穴位和经络上进行点、按、揉等手法刺激，以疏通经络恢复脏腑功能的方法。

治疗机制

通过按摩眼周及头部的穴位，刺激眼部周围的神经末梢，激发人体神经系统做出反应，促进眼部血液循环和新陈代谢，改善眼部不适症状，缓解眼部组织的缺氧、缺血、水肿等现象，促进眼部组织的新陈代谢和修复，增加调节力，改善远视屈光度。同时通过按摩提高眼部温度，增强眼部肌肉的弹性和收缩能力，预防或延缓眼睑下垂、眼袋等老化现象。

适应证

缓解视疲劳，预防近视、弱视、干眼，改善眼袋、黑眼圈、鱼尾纹、眼角纹、眼部浮肿等，也可用于眼部的日常保健。

注意事项

（1）过度饥饱、过度疲劳、醉酒者慎用眼部按摩治疗。

（2）眼部有炎症、出血、溃疡等情况时不宜进行眼部按摩。

（3）有严重心脑血管疾病、肝肾功能不全、全身浮肿者禁用。

十二、眼部刮痧疗法

眼部刮痧疗法是中国传统自然疗法刮痧治疗的一种，它是以中医皮部理论为基础，用水牛角、砭石等在眼周穴位上进行点按刮拭，从而促进眼部功能恢复的一种治疗方法。

治疗机制

眼部刮痧疗法是根据中医的经络腧穴理论，通过刮痧器具对皮肤进行刺激，扩张毛细血管，促进血液循环，达到疏通经络、活血化瘀之目的。经常刮痧，可起到调整经气，解除疲劳，促进新陈代谢，增强免疫功能的作用。

适应证

干眼、视疲劳、假性近视、眶上神经痛及视频终端综合征等。

注意事项

（1）刮痧前后要清洁眼部和刮痧板，避免交叉感染。

（2）刮痧时要轻柔平稳，不要用力过大或过快，眼部刮痧不宜出痧。

（3）刮痧时要沿着眼部经络和穴位刮拭，不要随意乱刮，以免损伤眼部结构。

（4）刮痧后要用温水或生理盐水擦洗眼部，必要时涂抹抗菌药膏或滴眼药水，防止感染。

（5）刮痧后要注意休息，避免用眼过度。

（6）刮痧后如有红肿、疼痛、流泪、视力下降等异常情况，应及时就医。

（7）有出血倾向、皮肤过敏、严重心脑血管疾病、肝肾功能不全、全身浮肿、妊娠及月经期间等不宜刮痧。

第三节　眼科常用中成药

1.复方血栓通胶囊

药物组成　三七、黄芪、丹参、玄参。

功能主治　活血化瘀，益气养阴。用于血瘀兼气阴两虚证的视网膜静脉阻塞，症状表现为视力下降或视觉异常、眼底瘀血征象、神疲乏力、咽干、口干；以及用于血瘀兼气阴两虚的稳定性劳累型心绞痛，症见胸闷、胸痛、心悸、心慌、气短、乏力、心烦、口干。

用法用量　0.5g粒装，口服，一次3粒，一日3次。

2.障眼明胶囊

药物组成　石菖蒲、决明子、肉苁蓉、葛根、青葙子、党参、蔓荆子、枸杞子、车前子、白芍、山茱萸、甘草、菟丝子等。

功能主治　补益肝肾，退翳明目。用于初期及中期老年性白内障。

用法用量　0.25g粒装，口服，一次4粒，一日3次。

3. 复明片

药物组成 羚羊角、蒺藜、木贼、菊花、车前子、夏枯草、决明子、人参、酒萸肉、石斛、枸杞子、菟丝子等。

功能主治 滋补肝肾，养阴生津，清肝明目。用于肝肾阴虚所致的羞明畏光、视物模糊；青光眼、初中期白内障见上述证候者。

用法用量 0.31g片装，口服。一次5片，一日3次。

4. 杞明胶囊

药物组成 枸杞子、菟丝子、女贞子、茺蔚子、何首乌、山茱萸、淫羊藿、谷精草、木贼、决明子等。

功能主治 补肝益肾，活血明目。用于青少年肝肾阴虚所致的眼部酸困、眼眶疼痛等症。

用法用量 0.4g粒装，口服，一次2粒，一日3次。

5. 附子理中丸

药物组成 附子（制），党参，白术（炒），干姜，甘草。

功能主治 温中健脾。用于脘腹冷痛，肢冷便溏。

用法用量 每8丸相当于原药材3g，口服，一次8～12丸，一日3次。

6. 金匮肾气丸

药物组成 地黄、山药、酒萸肉、茯苓、牡丹皮、泽泻、桂枝、附子（炙）、牛膝（去头）、车前子。

功能主治　温补肾阳，化气行水。用于肾虚水肿，腰膝酸软，小便不利，畏寒肢冷。

用法用量　每10粒重2g，口服，一次4～5g，一日2次。

7.杞菊地黄片

药物组成　枸杞子、菊花、熟地黄、酒萸肉、牡丹皮、山药、茯苓，泽泻。

功能主治　滋肾养肝，开窍明目。用于肝肾阴亏，眩晕耳鸣，羞明畏光，迎风流泪，视物昏花。

用法用量　0.3g，口服，一次3～4片，一日3次。

8.和血明目片

药物组成　蒲黄、丹参、地黄、墨旱莲、菊花、黄芩（炒炭）、决明子、车前子、茺蔚子等。

功能主治　凉血止血，滋阴化瘀，养肝明目。用于阴虚肝旺、热伤络脉所引起的眼底出血。

用法用量　0.31g片装，口服，一次5片，一日3次。

9.明目蒺藜丸

药物组成　黄连、川芎、白芷、蒺藜（盐水炙）、地黄、荆芥、旋覆花等。

功能主治　清热散风，明目退翳。用于上焦火盛引起的暴发火眼，云蒙障翳，目多眵，眼边赤烂，红肿痛痒，迎风流泪。

用法用量　每20粒重1克，口服，一次9克，一日2次。

10.逍遥丸

药物组成　柴胡、当归、白芍、白术（炒）、茯苓、薄荷、生姜、甘草（蜜炙）。

功能主治　疏肝健脾，养血调经。用于肝气不舒所致月经不调，胸胁胀痛，头晕目眩，食欲减退。

用法用量　每8丸相当于原药材3g，口服。一次8丸，一日3次。

第四节　眼科保健食品

一、五谷类

通常我们所说的五谷包括麦、黍、稷、稻、菽五大类，其中麦包括小麦、大麦、燕麦、荞麦、莜麦、黑麦等，其味微酸甘入肝；黍相当于现代的黄米、高粱，其味微苦入心；稷为现代的小米，其味微甘入脾；稻包括粳米、糙米、糯米等，其味微辛入肺；菽为现代的豆类，包括黄豆、黑豆、赤小豆、绿豆、豇豆等，其味微咸入肾，豆类的衍生品如豆腐、腐竹、淡豆豉等也属于菽类。

1.小麦

功效　温补肝胆，补益脾胃，养心补血。

适应证　用于干眼及结膜、角膜、葡萄膜等病变。

食疗验方　甘草10g，浮小麦50g，大枣30g。加水煎汤服用，可用于更年期烦热消渴、口干、汗出的干眼、慢性结膜炎等疾病的辅助治疗。

2.黄米

功效　补益心、心包、小肠、三焦的气血。

适应证　用于结膜、角膜等病变。

食疗验方　黄米100g，大枣10颗，枸杞子10g，放入适量清水，煮开约1小时，熬粥食用适用于心气不足，劳心过度导致的干眼、视疲劳人群。

3.小米

功效　补益脾胃，养肾气，养心安神。

适应证　广泛用于结膜、角膜、白内障、视网膜等病变。

食疗验方　小米100g，大枣10颗，南瓜适量，清水适量，煮沸约40分钟，煮粥饮用适用于脾胃功能不足的儿童麦粒肿、老年性白内障人群。

4.大米

功效　滋阴润燥，补肺气。

适应证　广泛应用于结膜、角膜、巩膜、葡萄膜、眼底病变等。

食疗验方　野菊花10g（碾成粉末），大米20g，冰糖适量。加水煮粥，可用于早期睑腺炎、急性结膜炎等眼科疾病的辅助治疗。

5.黑大豆

功效　补肾益阴，健脾利湿，补血明目。

适应证　用于青光眼、早期白内障、视疲劳、动脉硬化性、糖尿病性、病毒感染性眼病。

食疗验方　黑豆500g，水1000mL，文火熬煮，以水尽为度，取出放器皿上，微干时撒些细盐，装于瓶中，每服6g，每日2次；可用于早期白内障的防治及眼部保健。

二、五果类

中医经典著作《黄帝内经》里所说的五果是指李、杏、枣、桃、栗。李即李子，味酸入肝；杏味苦入心；枣味甘入脾；桃味辛入肺；栗即板栗入肾。

【五果食疗验方】

（1）红枣姜汁鸡内金饼　鸡内金50g，烘干磨粉拌入小麦粉1000g，将250g红枣（去核）、50g生姜（切片）、两碗水放一起煎30分钟后，去掉生姜和红枣皮，将水和红枣肉一起拌入小麦粉拌匀，放入少量的糖和油后入烤箱烘焙成小饼，每天吃上两三块，可用于小儿麦粒肿反复发作的患者，也可用于脾胃虚弱的眼疾患者。

（2）板栗核桃粥　取板栗、核桃仁各30g，加粳米适量，煮粥。适用于早期白内障、老年眼病的保健。

三、五畜类

中医经典著作《黄帝内经》里所说的五畜是指犬、羊、牛、鸡、猪。犬指狗肉味酸入肝；羊肉味苦入心；牛肉味甘入脾；鸡肉味辛入肺；猪肉味咸入肾。

【五畜食疗验方】

（1）羊肝120g，苍术9g，将两味混合碗内，置笼上蒸熟，去苍术，将羊肝晚上顿食，可用于夜盲症、视网膜色素变性等眼病的辅助治疗。

（2）牛肉片100g，胡萝卜丝100g，黑木耳（水发）100g，精盐、作料各适量。可用于白内障、青少年近弱视等疾病的辅助治疗。

（3）猪肉150g，女贞子30g，精盐、作料各适量。可用于治疗弱视、视力欠佳人群的辅助治疗。

四、五菜类

中医经典著作《黄帝内经》里所说的五菜是指韭、薤、葵、葱、藿。其中韭即韭菜入肝；薤是指薤白头入心；葵包括秋葵、冬葵等入脾；葱包括大葱、小葱等入肺；藿相当于现代的豆类菜叶，包括豆苗、豆叶，现泛指叶类蔬菜入肾。

【五菜类食疗验方】

（1）韭菜200g，鲜虾100g，精盐、作料各适量。可用于夜盲症、眼外伤等病。

（2）葱白20g，红枣20枚。可用于热毒肿痛类眼病的辅助治疗。

（3）干净的豆苗适量，放入热油中翻炒，佐料适量，炒熟即可食用；可用于视力低下人群如近弱视、白内障等的辅助治疗。

"五谷为养，五果为助，五畜为益，五菜为充，气味合而服之，以补精益气。"《黄帝内经》中倡导"谷肉果蔬，食养尽之"，就是指人们的膳食要均衡，不可偏颇。只有平衡组合，寒温适中，正气才能内守，邪气才无法进入人体内致病而达到眼保健的目的。

主要参考文献

[1] 张彬，霍双.中小学生眼病防治 [M]. 石家庄：河北科学技术出版社，2015.

[2] 邢小丽.漫"话"老年眼病 [M]. 天津：天津科学技术出版社，2020.

[3] 李丽红，倪海龙.张明静.孩子的护眼宝典 [M]. 昆明：云南教育出版社，2018.

[4] 张彬，霍双.针刺治疗常见眼病 [M]. 石家庄：河北科学技术出版社，2014：30-57.

[5] 张仁，徐红.眼病针灸 [M]. 上海：上海科学技术文献出版社，2014：62-100.

[6] 张伯礼，高学敏，金明.常见病中成药临床合理使用丛书眼科分册 [M]. 北京：华
    夏出版社，2023.

[7] 中华中医药学会眼科分会.高度近视中西结合诊疗指南 [J]. 中国中医眼科杂志，
    2023，10（33）：901-904.

[8] 中华中医药学会眼科分会.儿童青少年近视防控中医适宜技术临床实践指南（上）
    [J]. 中国中医眼科杂志，2022，6（32）：421-428.

[9] 中国中西医结合学会，中华中医药学，中华医学会.儿童青少年近视中西医结合诊
    疗指南 [J]. 中华眼科杂志，2024，1（60）：13-33.

[10] 中华医学会糖尿病学分会视网膜病变学组.糖尿病视网膜病变防治专家共识 [J].
    中华糖尿病杂志，2018，4（10）：241-247.

[11] 中华中医药学会.糖尿病视网膜病变防中医防治指南 [J]. 中国中医药现代远程教
    育，2011，2（9）：154-155.

[12] 中华医学会眼科学分会斜视与小儿眼科学组.我国斜视分类专家共识（2015）[J].
    中华眼科杂志，2015，6（51）：408-410.

[13]　佚名. 黄帝内经·素问 [M]. 田代华，整理. 北京：人民卫生出版社，2005.

[14]　佚名. 黄帝内经·灵枢 [M]. 田代华，刘更生，整理. 北京：人民卫生出版社，2005.

[15]　王启才. 针灸治疗学 [M]. 北京：中国中医药出版社，2003.

[16]　彭清华. 中西医结合眼科学 [M]. 北京：中国中医药出版社，2010.

[17]　郝小波. 眼病中医外治 [M]. 南宁：广西民族出版社，2014.

[18]　中华中医药学会眼科分会. 儿童青少年近视防控中医适宜技术临床实践指南（下）

[J]. 中国中医眼科杂志，2022，32（7）：505-512.

[19]　郭义. 中医刺络放血疗法 [M]. 北京：中国中医药出版社，2013.

[20]　黄丽春. 耳穴治疗学 [M]. 北京：科学技术文献出版社，2005.

[21]　张俊仁，张铭连. 常见眼病食疗 [M]. 北京：人民军医出版社，2012.

后　记

　　"要成为一名好医生，不仅要知道疾病该怎么治疗，而且要知道为什么要这么治疗？更重要的是要让患者明白医者的治疗方案，从而更好地配合医师的治疗。"

　　这是我在实习的时候，我的一位带教老师给我的忠告，他是这么说的，也是这么做的。我在跟诊这位老师时，他会耐心地给患者讲解：医师能提供什么样的治疗方案？为什么要这么治疗？因此他的患者依从性都比较高，治疗效果也好。当时刚出校门的我对带教老师的话不屑一顾，甚至觉得是多此一举。随着时间的流逝，在后来的行医生涯中，我慢慢明白了老师的良苦用心。医者和患者是一条战线上的战友，只有医生有足够清晰的治疗思路，患者能充分理解，患者的病才能在医生的指导下治愈。我也明白了如果医者只治疗疾病而不懂预防和保健，疾病只能说是仅仅治疗了一半，患者始终是医者治疗疾病过程中最亲密的伙伴。

　　因此，在临床中我始终牢记老师的忠告，反复地问自己，这个疾病我为什么要这么治疗？我这个治疗方案患者能理解吗？如果我能讲明白，患者能接受并且配合，那么治疗效果就好，如果我不能解释明白，那治疗方案还需要完善。于是我养成了和患者反复探讨治疗方案的习惯。十几年来，我受益良多，并建立了自己的中医眼科团队。临床中，我经常和团队的成员分享，我们要像对待老师一样尊敬和爱戴患者，她们会教会我们很多东西。有些知识和道理，书本上不一定有，老师也不一定能点到，但患者会帮我们去揭开谜团，增进我们的技术水平。本书的出版，得益于十几年以来长期和患者沟通探讨的成果，书中100问中大部分问题都来源于对患者提出问题的思考。本书成稿，首先要感谢的是我的患者朋友们。

2019年8月22日，我跟随中国援外医疗队（天津）前往加蓬进行为期1年的医疗援助任务。加蓬横跨赤道，由于日照过多、紫外线辐射过强等因素的影响，眼部疾病患者较多。在物质、信息、网络欠发达的非洲国家，我感受到百姓对于医疗信息资源的渴望，尤其需要眼部疾病的保健和防治知识。2020年我结束援外任务，返回工作岗位，正值国内短视频发展迅速，于是我将自己在临床中和患者沟通的一些内容，通过短视频的形式和大家见面。随着越来越多的眼科常见病、多发病的科普视频通过网络与大家见面，我的同学兼好朋友王超提醒我，何不编一本科普书籍将你的科普作品变成文字，系统地呈现出来，方便更多人阅读。于是在2023年年初，萌生出编写一本中医眼保健与防治的书籍。也是在好朋友王超的引荐下，我和出版社的陈编辑进行了探讨和沟通。陈编辑和王超看过我的初稿后，直呼太好了，老百姓肯定喜欢。有了她们的鼓励和支持，我更加坚定了出书的信心。

2023年3月，我组织了我院中医眼科团队和天津市卫健委中医"'治未病'撖针预防儿童假性近视在基层医院的试点推广研究"项目组的部分团队成员开始了本书的编写工作。本书的第一章到第三章，眼科常见疾病100问，是我援非回国近3年的科普视频文案，我在文案的基础上系统整理作为这本书的主体，方便读者带着问题去寻找答案，帮助大家在家进行眼病的自我保健和防治。本书第四章第一节"眼科常用穴位"主要由王一帆医生编写，匡薪錡医生主要负责第二节"眼科常用的中医外治疗法"的编写，鲍领芝副主任医师主要负责第三节"眼科常用中成药"及第四节"眼科保健食品"的编写。

当写到第四节时，我和鲍主任进行了长时间的探讨，保健食品这一章节也许是老百姓最期待的一个章节。在临床中也经常会有患者询问预防疾病吃点什么保健食品或药膳比较好。我们采用《黄帝内经》中"五谷为养，五果为助，五畜为益，五菜而充……"的饮食养生原则，在日常饮食中选取五谷、五果、五畜、五菜分别入五脏的食物，并简单列出养生食谱，以方便读者根据自身的情况辨证选用眼部保健食品或药膳。以"气味合而服之，以补精益气"为原则，简单来说，如果读者肾虚，可以选用五谷、五果、五畜、五菜中入肾的食物，如五谷中选择豆类、五果中选择板栗、五畜中选择猪肉、五菜中选择豆苗等，入肾的食物进行食补或药膳，从而达到补肾明目的保健效果。

另外，团队中的孙田、牛宝松、赵丽琼、鲁孝辉、高凤霞、赵小静、杨洪、韩海红、孔庆鑫等等负责本书中内容的补充和校正工作，天津医科大学眼科医院青光眼科邢小丽主任在百忙之中为青光眼章节进行审稿校正，并提供图片。他们为本书的顺利完稿作出了很重要的工作。在此一一表示感谢。

同时，我由衷地感谢为本书投入过精力、投注过关心的人，天津医科大学眼科医院张晓敏副院长、科教科徐一凡科长为本书的出版提出建设性的意见，使本书得以顺利出版；特别是天津医科大学眼科医院院长李筱荣教授作为本书的主审，为本书的内容严格把关，并为本书作序，毫无保留地支持我的工作。在本书的编写过程中，每天繁重的医疗、教学、科研、管理工作常常令我觉得力不从心，很多次想要放弃，但每每想到李院的支持，我又一次次鼓起了勇气，继续努力工作。最后要感谢我的家人尤其是我的爱人，他总是在我忘我工作的时候，悄悄担起了照顾家庭的责任，在背后给我默默的支持。在我和团队的共同努力下，本书最终得以成稿。

本书的出版得到了天津市卫健委中医"'治未病'揿针预防儿童假性近视在基层医院的试点推广研究"项目和天津市医学重点学科（专科）建设项目的资助，在此一并表示感谢。由于编写时间仓促，书中不足或因水平有限而导致的错漏之处，恳请读者及同仁批评指正。

刘　文

2024年1月